教育部人文社科规划基金项目"重大疫情背景下中医药网络舆情研究"
（项目编号：21YJAZH016）资助

XINMEITI SHIYU XIA
HEXIE YIHUAN GUANXI GOUJIAN YANJIU

新媒体视域下
和谐医患关系构建研究

段桂敏　李家伟　著

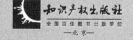

知识产权出版社
全国百佳图书出版单位
—北京—

图书在版编目（CIP）数据

新媒体视域下和谐医患关系构建研究／段桂敏，李家伟著．—北京：知识产权出版社，2022.1

ISBN 978－7－5130－7977－8

Ⅰ.①新… Ⅱ.①段… ②李… Ⅲ.①传播媒介—影响—医院—人间关系—研究—中国 Ⅳ.①R197.322

中国版本图书馆 CIP 数据核字（2021）第 262464 号

责任编辑：彭小华　　　　　　　　　　责任校对：潘凤越

封面设计：刘　伟　　　　　　　　　　责任印制：孙婷婷

新媒体视域下和谐医患关系构建研究

段桂敏　李家伟　著

出版发行：知识产权出版社 有限责任公司	网　　址：http：//www.ipph.cn
社　　址：北京市海淀区气象路 50 号院	邮　　编：100081
责编电话：010－82000860 转 8115	责编邮箱：huapxh@sina.com
发行电话：010－82000860 转 8101/8102	发行传真：010－82000893/82005070/82000270
印　　刷：北京九州迅驰传媒文化有限公司	经　　销：各大网上书店、新华书店及相关专业书店
开　　本：720mm×1000mm　1/16	印　　张：12.75
版　　次：2022 年 1 月第 1 版	印　　次：2022 年 1 月第 1 次印刷
字　　数：250 千字	定　　价：78.00 元

ISBN 978－7－5130－7977－8

目 录 _Contents_

第一章 绪 论

1.1 研究背景

1.1.1 现实背景

2009 年年初，我国开始了新一轮医药卫生体制改革，其指导思想是"不断提高全民健康水平，促进社会和谐"。[1]此后的 10 年间，政府出台了一系列医改政策，在很大程度上改善了医患关系，2014 年全国发生医疗纠纷 11.5 万起，较 2013 年有所缓解。[2]自 2014 年起，医疗纠纷开始呈现逐年下降态势，至 2017 年年底已累计下降 20.1%，[3]但医患矛盾依然突出，2019 年平安夜北京民航总医院一医生被患者儿子杀害事件引发社会各界广泛关注，这一事件也在警醒政府、医疗机构和医生，医患矛盾仍然暗流涌动。

近年来，以数字技术为基础、以网络为载体进行信息传播的新媒体兴起，其交互性、即时性、开放性、社群化等特征，使得新媒体成为公众表达情绪的重要渠道，更是医患矛盾事件传播扩散、成为舆论热点的重要推手。《中国社会舆情与危机管理报告（2014）》指出，约六成医疗舆情事件（57.5%）由新媒体首次曝光，2011—2013 年超过六成医疗舆情事件为负面事件。[4]

近年来，典型的医患矛盾热点事件如下：

2019 年 12 月 24 日早上，位于北京朝阳区的民航总医院发生一起恶性伤医事件，一名 95 岁患者的儿子在急诊抢救室内，持刀刺向女医师杨某，致其抢救无效身亡，引发公众热议。

2020 年 3 月 27 日，湖北汉川两名新冠肺炎康复者因排队问题与汉川市人民医院一 CT 室医生发生纠纷，致使该医生受伤，引发舆论哗然。

由于医疗服务关乎每个人的生命健康，该类事件极易引发社会公众的广泛关注，成为热点事件。网络论坛、微博、微信等新媒体，已成为公众抒发情绪、表达态度的主要平台，与此同时，新媒体也助推了事件的发酵，如不进行有效疏导，则可能导致舆论绑架道德与司法，使医患关系恶化加剧。因此，探明新媒体视域下医患矛盾热点事件公众情绪演化规律与机理，建立行之有效的公众情绪疏导策略体系，对于构建和谐医患关系，践行"文明、和谐"的社会主义核心价值观，推动健康中国建设具有重要意义。

1.1.2 理论背景

医患矛盾热点事件往往以袭医事件的方式曝光。袭医事件是指患方或其他社会人员在医患关系存续期间或就医过程中，对医疗机构工作人员的直接暴力行为，并导致医疗机构工作人员身体伤害的事件。袭医事件概念与工作场所暴力概念具有相关性，但其范畴要小于工作场所暴力。医务人员工作场所暴力的来源主要包含三个主体：患者、社会人员、同事。而袭医事件的袭击主体主要是患者及其家属或社会人员。

医患矛盾热点事件属于危机管理范畴。文献研究显示，国内外学者对企业领域的危机管理研究比较丰富，主要从危机事件的诱因[5]、类型[5-7]、应急应对[5,10-13]和长期修复视角[7,12,13]展开探究。而针对医疗服务领域的危机——医患矛盾的研究主要围绕诱因、治理展开。医患矛盾的诱因并非仅由某一因素决定（修燕等，2013）[14]，学者们主要从医疗体制[15,16]、法律法规[17]、医院运营[15,16,18-21]、公众认知[15,16]、媒体不当介入[22]等角度进行了探究。然而，新媒体视域下医患矛盾热点事件的特征和诱因是什么？已有研究鲜有涉及。

情绪具有传染性，哈吉哈尼（Hadjikhani）（2009）分析了个体在受到恐惧情绪感染时大脑皮质的变化，异常的皮层和皮层下网络机制影响情绪传染。新媒体视域下医患矛盾热点事件的发酵、传播将唤起公众的负面情绪，由于情绪具有传染性，负面情绪在网络上的传播扩散将进一步加剧医患矛盾[23]。因此，探明新媒体视域下医患矛盾热点事件传播扩散规律、公众情绪类型与演化规律对于治理医患矛盾具有重要意义。文献研究显示，新媒体情境下，情绪研究主要聚焦于情绪识别、情绪演化及情绪疏导三个方面。其中情绪识别研究主要针对社会突发事件，算法研究成果丰富，主要包括 SentiStrength 算法[24]、基于 Web 挖掘技术[25]、粗糙集结合集成学习[26]、半自动化网络舆情分析系统[27]、机器学习算法[28]、基于多种文本分类方法[29]，为本书研究开展奠定了方法学基础。

情绪演化研究较为成熟，其研究对象多聚焦于突发事件，很少针对医患矛盾热点事件的公众负面情绪演化开展研究。例如，曾祥平等（2007）、中林（Nakabayashi）（2006）建立情感激励模型来模拟回复量的变化趋势[30,31]；曾

（Zeng）等（2007）提出了一种基于隐马尔科夫的网络舆情预测模型[32]；唐超（2012）对网络情绪进行了实证研究，通过设置和计量网络情绪比例、网络情绪强度等指标，得出网络情绪的演进基本规律[33]；刘志明等（2013）基于 Aging Theory 模型，构建了基于微博的民众负面情绪实时监控预警框架[28]；曹学艳（2013）利用基于最小二乘法的多项式拟合法，归纳出突发型、连续型和复合型三种演化模式[34]；黄卫东（2014）提出基于 PLSA 的网络舆情话题情感演化分析模型[35]。

然而，关于医疗舆情负面情绪疏导相关研究较少。薛素芬、鲁浩（2011）对当前网络社会情绪进行了调查分析，并提出社会情绪疏导措施[36]。唐超（2012）从网络情绪管理的视角，提出了网络舆情管理的思路[33]。刘琰（2013）认为建立有效的预警机制，以积极的态度勇于面对，不断提高医疗质量、改进医疗服务以及善待媒体、善用媒体等以应对网络舆情中的负面情绪[37]。虽然刘琰（2013）、冯枫（2011）提出了建立预警机制、应对机制和联动机制进行医院舆情的负面情绪疏导[37,38]，但仍停留在措施的概念层面。如何疏导新媒体视域下医患矛盾热点事件的公众情绪，亟须进一步探究。

以上文献梳理和理论回顾表明，已有研究尚未对以下问题进行系统解答：第一，医患矛盾热点事件的特征和诱因是什么？第二，新媒体视域下医患矛盾热点事件舆情传播可分为哪些类型？第三，公众对医患矛盾热点事件在新媒体上的情绪表达具有什么特征，其演化规律是什么？第四，新医改以来，政府与卫生管理部门出台了哪些政策、法规缓解医患矛盾，效果如何？第五，新媒体背景下，如何有效治理医患矛盾？

1.2 研究目的及意义

1.2.1 研究目的

本书基于归因理论、创新扩散理论、危机管理理论，了解医疗行业工作场所暴力现状，明确医患矛盾热点事件特征和诱因，探明新媒体视域下医患矛盾热点事件传播类型，探究新媒体视域下医患矛盾热点事件公众情绪特征、演化规律及影响因素，从"标""本"兼治的视角，建立新媒体视域下和谐医患关系构建策略体系。本书旨在深化和丰富危机管理领域和医患关系治理领域研究成果，为卫生管理部门、医疗服务机构预测医患矛盾热点事件舆情走势、疏导公众负向情绪、构建和谐医患关系提供参考。

1.2.2　研究意义

本书的理论意义体现在以下 4 个方面：

（1）厘清新媒体视域下医患矛盾热点事件特征与诱因，奠定医疗服务行业危机管理研究基础。本书从事发医疗机构特征、事发科室特征、地理分布、后果严重性等角度分析新媒体视域下医患矛盾热点事件特征；从诊疗效果、医患沟通、响应速度、医疗费用、隐私保护、患者或家属自身问题、医疗纠纷 7 个方面分析医患矛盾热点事件诱因。厘清新媒体视域下医患矛盾热点事件特征和诱因，有助于进一步探索事件特征和诱因对舆情传播、情绪特征和情绪演化的影响。

（2）运用 SOM 探明新媒体视域下医患矛盾热点事件舆情传播类型。舆情传播的理论与方法较为成熟，但在医疗舆情领域的运用相对较少。本书首次将舆情传播的理论与方法运用至医疗舆情研究领域，系统探究医患矛盾热点事件在微博上的传播类型、传播规律和影响因素，扩展了舆情传播理论的应用领域。

（3）探析新媒体视域下医患矛盾热点事件公众情绪特征与演化规律。本书采用网络爬虫技术爬取新媒体视域下医患矛盾热点事件网络评论，运用多案例研究法和内容分析法分析医患矛盾热点事件情绪类型、演化规律和影响因素，为开展公众情绪疏导研究奠定理论基础。

（4）建立新媒体视域下医患矛盾热点事件公众情绪疏导策略体系，深化危机管理理论。首先，基于政策法律法规的文本分析，从治本角度探究医患矛盾治理策略体系。其次，从治标角度出发，基于危机管理理论和舆情管理理论，从监测、预警、应对视角建立新媒体视域下医患矛盾热点事件公众情绪疏导策略体系。

本书的实践意义体现在以下 3 个方面：

（1）厘清医患矛盾热点事件的特征与诱因，有助于医院、卫生管理部门、行业协会等根据事件特征分类管理。

（2）探明新媒体视域下医患矛盾热点事件舆情扩散类型、公众情绪特征、演化规律与影响因素，有助于医院、卫生管理部门、行业协会等准确预判舆情发展趋势，并采取行之有效的应对措施。

（3）建立医患矛盾热点事件的公众情绪疏导机制，有助于医院、卫生管理部门、行业协会、媒体等采取有效的应急应对策略和常态的治理措施，从而改善医患关系。

1.3 核心理论与概念

1.3.1 核心理论

（1）归因理论。归因理论最早由美国学者海德（Heider）（1958）提出，将归因界定为对结果原因的确定，认为决定个人行为的原因是人格、品质、动机、情绪、态度等因素，决定行为的环境原因是情境因素，如任务的困难程度等[39]。此后，凯利（Kelley）（1971）和韦纳（Weiner）（1972）对归因理论进行进一步完善[40,41]。凯利提出归因的信息依据，如一贯性信息、一致性信息和特异性信息[40]。一贯性信息指将来可能还会这样做的信息；一致性信息指其他人可能也会这么做的信息；特异性信息指在某种特定情境下某人可能会这样做的信息。韦纳则更注重归因后果的研究，认为归因会影响到期望和情感，并影响后继行为，成为后继行为的动机[41]。此外，并从心理学的角度出发，将结果原因分为三个维度八大类，维度包括原因的部位、可控性、稳定性。

（2）危机管理理论。鲍勇剑、陈百助（2003）认为危机管理理论主要是研究危机为什么产生，如何控制危机的发生发展以及如何减少危机的影响[42]。目前，学者们对危机管理理论模型仁者见仁，具有代表性的是三阶段模型、四阶段模型和五阶段模型。国内学者董传仪等（2007）提出了三阶段危机管理理论，包括预警阶段、应急处理和评估阶段与恢复阶段[43]。胡灿东（2015）也将危机管理理论划分为三个阶段，即事前的危机预警管理、事中的危机应对和危机干预、事后的危机善后处理[44]。美国学者罗伯特（Robert）（1984）提出4R危机管理理论，将危机管理分为缩减（Reduction）、预备（Readiness）、反应（Response）及恢复（Recovery）四个阶段[45]。缩减阶段指缩减危机发生的可能性和影响，预备阶段指对危机的防范，反应阶段指面对危机所采取的措施，恢复阶段指对危机的后续跟踪管理。我国学者李经中（2013）将危机管理划分为监测、预控、应急处理和评估恢复四个阶段[46]。密卓夫（Mitroff）

（1994）提出了经典的五阶段模型，包括信号侦测、探测和预防、控制损害、恢复以及学习等阶段[47]。

（3）创新扩散理论。美国学者埃弗雷特·罗杰斯（Everett M）（1962）提出了经典的"创新扩散理论"，认为事物的传播扩散是呈"S"形的轨迹运动，有一定的规律可言，信息技术和人际关系的结合是扩散传播的最佳途径[48]。创新扩散理论强调四个关键因素，即创新本体、散播路径、扩散时间及社会系统。其中，创新本体既可以是物质形态，也可以是精神形态；散播路径即传播渠道，主要包括人际关系和大众媒体，随着大众媒体的演变，散播路径也会发生相应的变化；扩散时间是将扩散的阶段和周期比较；社会系统指创新扩散的环境[49]，主要因素包括社会结构、社会规范、意见领袖等[50]。

1.3.2　核心概念

（1）新媒体。新媒体又称为数字媒体，是相对于报刊、广播、电视等传统媒体而言。目前各界关于新媒体概念的界定尚未达成一致。百度百科对新媒体的界定为：新媒体是以数字技术、网络技术、移动技术为支撑，以互联网、无线通信网、卫星等传播渠道，以电脑、手机、数字电视等终端为传播媒介，向用户提供信息和娱乐服务的传播形态和媒体形态。一些学者将微博、微信、博客、论坛、QQ、短视频等纳入新媒体传播形态。

本书中聚焦的新媒体是微博新媒体，与其他新媒体相比，微博的活跃用户人次最多，且呈现持续增长的态势。截至 2020 年第一季度，新浪微博月活跃用户达到 5.5 亿人次，同比大增 8500 万人次，日活跃用户 2.41 亿人次，同比增长 3800 万人次，单季净增长创下历史新高。基于此，选择微博新媒体作为数据获取平台和舆情监测平台。

（2）医患矛盾与医患矛盾热点事件。医患矛盾是当今社会的主要矛盾之一，表现为医患双方之间的矛盾和冲突，学者们主要从医患矛盾诱因、表现、范畴角度对医患矛盾进行界定。从医患矛盾诱因来看，医患矛盾与矛盾不满、医疗纠纷、医疗人性化取向及过度医疗有关（朱力，2014；黄思敏；2018，孙永波，2015）[51-53]，医患矛盾是指医患双方在医疗服务过程中发生的各种内在情绪的不满和外在的医疗纠纷。从医患矛盾的表现来看，医患矛盾是指医患双方在思想、修养、文化、经济等方面的矛盾和冲突（陈自强，2005）[54]，以及在疾病治疗过程中发生的激烈对抗关系（张婷利，2015）[55]。从医患矛盾的范畴来看，广义的医患矛盾是指在患者就医过程中，医患双方在语言、肢体等方面发生的冲突，狭义的医疗矛盾指医疗纠纷及医疗事故（余晓茜，2016）[56]。本书中探讨的医患矛盾是指医患双方在语言、肢体上等发生的冲突。新媒体视域下医患矛盾热点事件是指在新媒体上引发热议的医患矛盾事件。

（3）公众情绪。公众情绪的研究起源于情绪研究，学者们主要从心理、生理、情感等角度对情绪进行界定，一些学者认为情绪是"一种生理、心理状态"[33,57-64]；一些学者认为情绪是"情感反映"[33,62,64]、"对某一刺激所做出的复杂反应"[65]、"好恶评价和态度表达"[66]等。随着互联网技术的发展，学者们开始注重网络情绪的研究，将网络情绪定义为通过网络传播的情绪[33,67,68]。关于公众情绪的研究相对较少，一些学者将公众情绪界定为"个体情绪的集聚"[69-71]。本书将公众情绪放在新媒体视域下研究，将其界定为个体情绪在网络情境下的表现和集聚。

1.4 研究内容和方法

1.4.1 研究内容

（1）理论和文献分析。本书对医患矛盾、网络情绪相关研究成果进行了系统梳理，从医患矛盾内涵、负面效应、成因、治理角度，分析医患矛盾的研究视角、研究内容、研究焦点，识别已解决的问题和尚未解决的问题，从而提出本书的研究切入点。从网络情绪定义、分类、特征、演化、疏导和治理角度对网络情绪的研究内容、技术手段进行了系统梳理，为后续研究提供了方法学依据。

（2）医疗行业工作场所暴力现状调查。本书以医疗行业工作人员为研究对象，运用问卷调查法，采用描述性统计分析和方差分析方法对医疗行业工作人员遭受工作场所暴力现状、特征、诱因、应对方式、负面效应开展研究，并针对性地提出对策建议。

（3）新媒体视域下医患矛盾热点事件特征与诱因研究。以 2011 年至 2018 年在网络新媒体上引发热议的 415 起袭医事件为研究对象，运用内容分析法，从事件发生时间分布、地理分布、医院类型分布、科室分布、严重性方面对新媒体视域下医患矛盾热点事件特征进行分析，从诊疗效果、医患沟通、响应速度、医疗费用、隐私保护、患者或家属自身问题、医疗纠纷 7 个方面分析医患矛盾热点事件诱因。

（4）新媒体视域下医患矛盾热点事件舆情传播分类预测。医患矛盾热点事件在网络上引发的热度和传播扩散趋势存在差异，而已有研究尚未对该问题进行系统探究。本书引入自组织特征映射神经网络和多项式函数拟合两种方法，选取了 2011—2018 年在微博上引起热议的 60 起医患矛盾热点事件作为样本，运用爬虫软件爬取微博网页数据，从第一条报道袭医事件的博文开始，每两小时记录一次新增微博量，采用 SOM 神经网络对博文的数量变化进行聚类，并在 MATLAB 软件中用多项式函数拟合的方法对数据做预测分析。

（5）新媒体视域下医患矛盾热点事件公众情绪特征与演化规律研究。本书根据发帖量、评论数等影响力指标，以及事件诱因和后果严重性，选取了 2014 年以来发生的 13 起医患矛盾热点事件作为研究对象，利用爬虫软件通过新浪微博爬取了相关评论数据，通过结构内容分析，分析了新媒体视域下医患矛盾热点事件的公众情绪类型及分布，剖析了医患矛盾热点事件诱因、后果严重性和施暴者特征对公众情绪反应的影响，归纳出四种演化规律，并剖析了影响因素。

（6）基于治本视角的新媒体视域下医患矛盾热点事件公众情绪疏导研究。治本视角的策略主要聚焦于医患矛盾治理。运用内容分析法，对新医改以来的医患矛盾治理政策、法律法规进行了文本挖掘，归纳出医疗纠纷治理、医院管理、风险分担、监督管理、法律法规、营造社会氛围和部门间联合行动 7 个维度共计 29 项指标的医患矛盾治理措施。从医患矛盾治理措施侧重点、治理主体、政策制定主体、政策效率、政策焦点方面进行剖析，并提出了 6 项对策建议。

（7）基于治标视角的新媒体视域下医患矛盾热点事件公众情绪疏导策略研究。以危机管理理论为理论框架，以 I-space 信息空间模型为基础，从公众情绪监测、预警、疏导角度，提出新媒体视域下医患矛盾热点事件公众情绪疏导策略体系。新媒体视域下医患矛盾热点事件公众情绪监测体系包含监测媒体、监测主体和监测指标体系，根据监测指标参数，确定了高—中—低风险三级预警体系。在此基础上，提出了 6 项疏导策略。

1.4.2　研究方法

（1）文献研究和理论分析。在查阅大量医患矛盾和网络情绪文献的基础上，梳理出已有研究的脉络，归纳出已有研究的重要结论和存在的不足，确定本书的研究切入点及拟解决的关键问题，找到适合本书的研究方法和指导理论。

（2）问卷调查法。采用问卷调查法，通过滚雪球抽样的方法对医疗行业工作人员进行匿名调查，以探明医疗行业工作场所暴力现状。

（3）案例研究法。搜索近年来新媒体热议的医患矛盾热点事件，选取典型事件形成案例库，结合内容分析法和专家法，分析医患矛盾热点事件的特征与诱因。通过典型案例研究，探究新媒体视域下医患矛盾热点事件公众情绪疏导策略。

（4）内容分析法。选取不同特征和诱因的典型医患矛盾热点事件，运用爬虫软件爬取新浪微博在事件曝光半年内的评论贴，在数据清洗的基础上，以天为单位随机抽取评论贴进行结构分析和模拟，从而分析医患矛盾热点事件的公众情绪特征、演化规律和影响因素；对新医改以来国家及相关部委发布的治理医患矛盾的相关政策、法律法规进行结构内容分析，剖析医患矛盾治理现状及存在的问题。

（5）SOM 神经网络。引入自组织特征映射神经网络和多项式函数拟合两种方法，选取了 2011—2018 年在微博上引起热议的 60 起医患矛盾热点事件作为样本，运用爬虫软件爬取微博网页数据，从第一条报道袭医事件的博文开始，每两小时记录一次新增微博量，采用 SOM 神经网络方法对博文的数量变化进行聚类，并在 MATLAB 软件中用多项式函数拟合的方法对数据做预测分析。

（6）数理统计分析。运用描述性统计分析，剖析医患矛盾热点事件特征、诱因、公众情绪类型等特征；运用方差分析，以事件特征、诱因类型为自变量，以情绪类型、传播类型为因变量，分析舆情传播和公众情绪特征和演化影响因素。

（7）专家法。在文献研究和案例研究的基础上，运用专家法确定医患矛盾热点事件的特征与诱因，为构建公众情绪疏导策略体系提供建议。

1.5　技术路线和结构安排

本书的技术路线如图 1-1 所示，结构安排如下。

第一章为绪论。介绍研究背景、研究目的及意义、核心理论与概念、研究内容和方法、技术路线和结构安排，以及本书的创新之处。

第二章为国内外研究现状述评。介绍了医患矛盾内涵和核心研究成果，包括医患矛盾的负面效应、成因及治理研究进展；介绍了情绪和网络情绪的定义、情绪的分类、特征、演化及网络情绪疏导和治理研究进展。从研究对象、内容、视角方面归纳了现有研究的焦点、特征和局限性，指出了本书尚需解决的问题，明确了本书的研究切入点。

第三章为医疗行业工作场所暴力现状研究。运用问卷调查法，采用滚雪球抽样方式对医务人员工作场所暴力现状开展调查，运用描述性统计方法分析医疗行业工作场所暴力特征、诱因、应对方式和负面效应，在此基础上提出相应的对策建议。

第四章为新媒体视域下医患矛盾热点事件特征与诱因研究。运用案例研究法和描述性统计分析，首先对新媒体视域下医患矛盾热点事件特征进行分析，包括事发时间分布特征、地理分布特征、事发医疗机构类型分布、科室分布、严重性。其次，对新媒体视域下医患矛盾热点事件诱因进行分析。

第五章为新媒体视域下医患矛盾热点事件网络舆情传播分类预测研究。基于 SOM 神经网络，选取 60 起引起网络热议的事件作为研究样本，运用 Gooseeker 爬虫软件平台，爬取微博网页数据，调用 MATLAB R2017a 的 SOM 神经网络工具箱对 60 个微博数据进行聚类分析，运用多项式函数方法对微博传播态势进行预测分析，从而将袭医事件在微博上的传播聚类为八种类型，分别为陡崖型、瀑布型、曲折型、险峻型、突变型、海浪型、陡坡型和长坡型，并探索事件严重性对传播规律的影响。

第六章为新媒体视域下医患矛盾热点事件公众情绪特征与演化研究。根据发帖量、评论数等影响力指标，以及事件诱因和后果严重性，选择了 13 起医患矛盾热点事件作为研究对象，通过网络爬虫工具从新浪微博端口爬取各事件的网络评论数据，采取系统随机抽样方式对清洗过的数据进行抽样、分析，包括公众情绪类型、不满情绪指向、医患矛盾热点事件特征对公众情绪影响、公众情绪演化类型及影响因素。

第七章为新媒体视域下和谐医患关系构建策略研究。本书整合"标""本"两个层面，双管齐下，将消除医患矛盾暴力化和暴力化后公众情绪疏导结合起来，建立新媒体视域下医患矛盾治理策略体系。

第八章为结论和展望。

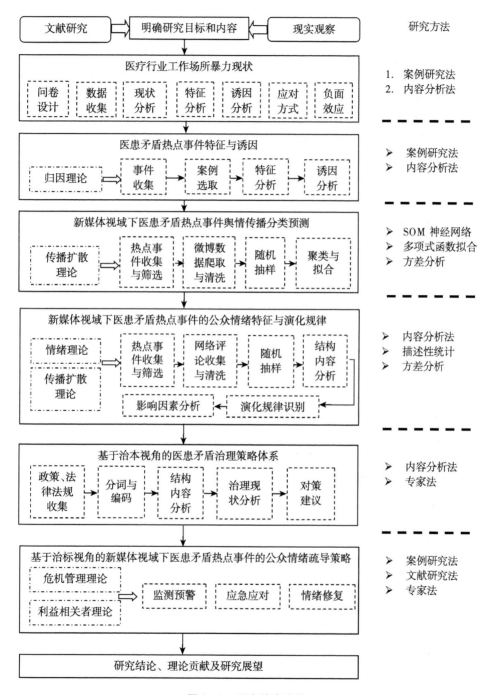

图 1-1 研究技术路线

1.6 研究的创新点

(1) 聚焦医患矛盾热点事件，厘清医患矛盾热点事件的特征与诱因。已有研究聚集于医患矛盾的诱因探究，新媒体视域下医患矛盾热点事件具有哪些特征？其诱因分别是什么，已有研究尚未涉及。本书从事发时间分布特征、地理分布特征、事发医疗机构类型分布、科室分布、严重性等方面分析新媒体视域下医患矛盾热点事件特征，从诊疗效果、医患沟通、响应速度、医疗费用、隐私保护、患者或家属自身问题、医疗纠纷7个方面分析医患矛盾热点事件诱因，为进一步探究新媒体视域下医患矛盾热点事件舆情传播类型和公众情绪演化规律奠定理论基础。

(2) 运用 SOM 神经网络明确新媒体视域下医患矛盾热点事件舆情传播类型和影响因素，丰富了舆情传播理论在卫生管理领域的应用。已有研究主要聚焦于医患矛盾舆情影响因素研究、动力机制研究以及事件特征研究等方面，尚未采用多案例研究对新媒体视域下医患矛盾热点事件舆情传播类型进行系统研究。本书根据事件热度和事件特征，选择了60起医患矛盾热点事件作为研究对象，运用 SOM 神经网络进行聚类分析，为医院和卫生管理部门进行舆情管理和医患矛盾治理提供理论依据。

(3) 以新媒体为载体，探明医患矛盾热点事件公众情绪特征和演化规律，拓展情绪管理理论。已有研究聚焦于网络环境下社会突发事件的公众情绪演化，国内外鲜有学者对新媒体情境下医患矛盾热点事件的公众情绪演化进行研究。本书以新媒体为载体，聚焦医患矛盾热点事件，探究公众情绪演化机理，拓展了情绪管理理论。

(4) 构建新媒体视域下医患矛盾热点事件公众情绪疏导策略体系，深化危机管理理论。已有研究从制度、医院、媒体、公众等角度探究医患矛盾疏导策略。而新媒体视域下的医患矛盾热点事件属于突发危机事件，如何有效疏导公众负面情绪，已有研究很少涉及。本书从医院、卫生管理部门、行业协会、媒体、意见领袖等主体联动视角，建立新媒体视域下医患矛盾热点事件公众负面情绪的监测预警、应急应对、情绪修复等疏导策略，进一步深化了危机管理理论。

第二章　国内外研究现状述评

本章将对医患矛盾和网络舆情领域的国内外研究成果进行系统梳理和总结，主要包括医患矛盾特征、诱因和治理；网络舆情的特征、构成要素、传播演化、监测预警；网络情绪的分类、演化和疏导。

2.1　医患矛盾

2.1.1　医患矛盾定义

医患矛盾是当今社会的主要矛盾之一，是医疗医药卫生体制改革亟须解决的关键问题。医患矛盾表现为医患双方之间的矛盾和冲突，然而，学者们对医患矛盾进行界定时，仁者见仁，主要从医患矛盾诱因、表现、范畴、本质角度对医患矛盾进行界定。朱力（2014）和黄思敏（2018）从医患矛盾的诱因角度，对医患矛盾进行界定，认为医患矛盾与患者不满、医疗纠纷有关，将医患矛盾界定为医患双方在医疗服务过程中发生的各种内在情感性不满或外在的行为纠纷[51,52]。孙永波（2015）亦从诱因角度对医患矛盾进行界定，认为当今的医患矛盾主要是医疗人性化取向及过度医疗的矛盾[53]。陈自强（2005）从医患矛盾的表现出发，对医患矛盾进行界定，认为医患矛盾主要表现为医患双方在思想、修养、文化、经济等方面的矛盾和冲突[54]；张婷利（2015）从医患矛盾的表现出发，将医患矛盾界定为医患双方在疾病治疗过程中发生的激烈对抗关系[55]。曹卉（2016）则从医患矛盾诱因和表现两个方面对医患矛盾进行界定，认为由于医患双方在有些医疗行为、理解上存在偏差，在就诊过程中产生医疗纠纷[72]。余晓茜（2016）认为医患矛盾有狭义、广义之分，广义的医患矛盾是指患者在就医过程中，认为自己的权益受到不公平对待，而院方认为自己履行了职责和义务，双方在语言、肢体上等发生冲突，狭义的医疗矛盾指医疗纠纷及医疗事故[56]。张晓艳（2017）认为医患矛盾的实质是医患双方存在利益分化，从而导致了医患矛盾的产生[73]。新媒体视域下医患矛盾热点事件的诱因是什么？已有研究鲜有涉及。

2.1.2　医患矛盾与工作场所暴力

医患矛盾的激化容易引发医疗服务机构工作场所暴力，但医疗服务机构工作场所暴力的诱因不一定是医患矛盾，工作场所暴力的来源范围更广。医疗行业的工作场所暴力的来源包括：患者和患者亲友[74-86]、同事[77,78,87-90]和社会公众。新媒体视域下医患矛盾热点事件是指在新媒体上引发热议的医患矛盾事件，主要表现为医患之间的肢体或语言方面的冲突，如患者或家属袭击、辱骂医务人员，其实质是工作场所暴力事件。

2.1.3　医患矛盾负面效应

赵承初（2004）指出医患之间的过激行为，往往扰乱医院的工作秩序，阻碍医疗机构正常运行，医务人员的权益无法得到保障，医务人员的安全受到威胁，并且容易形成不良社会风气[91]。医患矛盾的网络舆情易发展为社会群体性事件，从而影响其他公众的认知和判断，形成恶性循环（樊轩铄，2018）[92]。翟硕（2011）认为医患矛盾导致医疗纠纷增加，媒体曝光度增加、医患纠纷处理难度增加等一系列问题[93]。朱力等（2014）的研究表明医患矛盾不仅给医务人员带来难以承受的心理痛苦和精神压力，还会增加社会暴戾之气[51]。侯伟宁（2014）认为医患矛盾不仅影响了医生和患者的利益，也对医院和社会产生了消极影响[94]。张婷利（2015）认为激烈的医患矛盾容易摧毁医护人员治病救人的信心，使越来越多的人对医生这个职业望而生畏，引发民众对政府执政能力的怀疑，降低政府公信力，不利于社会的和谐发展[55]。曹卉（2016）指出目前的医患关系对正常医疗秩序产生了一定的负面影响，导致医患信任缺失、医患立场对立，引发暴力袭医事件频发[72]。张晓艳（2017）研究中发现医患矛盾从之前的医患互相不信任、愤怒逐渐转换为威胁、人格羞辱，更有甚者出现伤医、杀医等行为，已经不仅仅是医患之间的矛盾，如今程度更为严重，上升为刑事案件，极大地破坏了正常的医疗秩序[73]。

首先，医患矛盾热点事件的发生降低了医疗服务质量，增加了医务人员抑郁症状的发生率，严重影响了医务人员的工作满意度和工作效率与质量，造成消极的工作态度[95-105]。其次，暴力还可能导致医务人员士气下降，增加职业倦怠、旷工和离职意图[106-111]，增加工作压力[89,108,112-117]，增加工人流动性，降低管理层和同事的信任度以及形成敌对的工作环境，从而对组织产生负面影响[118-119]。

2.1.4　医患矛盾成因

早在 20 世纪 50 年代，学者们就已开始对医患矛盾的成因开展研究。通过文献研究，医患矛盾的成因可归纳为政府、医患角色、社会、医疗服务四个层面。

第一，从政府层面来看，政府投入不足、过度市场化、政府职能管理缺失、医疗卫生资源分布不均、医疗保障等相关体制存在漏洞是医患矛盾的重要影响因素[22,55,94,120-127]。

第二，从医患角色层面来看，医患双方在社会分工、知识背景、角色方面存在差异[122,128]，这种差异导致双方存在信息不对称、医患之间不信任、利益存在冲突[92,127,129-132]。

第三，从社会层面来看，媒体的过度解读和媒体的不实报道、负面报道均会引发医患矛盾[22,55,94,123,133]。

第四，从医疗服务层面来看，医疗服务结果低于患者预期、医疗技术水平和极限、医务人员服务态度不好、医疗费用过高，医患沟通不畅均会引发医患矛盾[51,134-137]。

2.1.5　医患矛盾治理

关于医患矛盾的治理研究，学者们主要从医院、政府、媒介和社会四个方面提出对策建议。第一，医院要重视医疗安全管理，对医务人员进行安全培训[73,94,132,138-143]。第二，健全医疗制度，充分发挥政府治理医患矛盾的作用[51,55,56,72,73,92,132,138,140-142,144-146]。第三，从媒体报道入手，积极应对危机，主导社会舆论[22,72,141-143,146-149]。第四，完善第三方机制，加强社会与行业监督[144,150,151]

2.2　网络舆情

2.2.1　网络舆情定义

舆情是指在所给定的公共场所里，在任何时间里由讨论的人组成的一种集体性行为[152]，是由个人以及各种社会群体构成的公众，在一定的历史阶段和社会空间内，对自己关心或与自身利益紧密相关的各种公共事务所持有的多种情绪、意愿、态度和意见交错的总和[153]。网络舆情的概念伴随着互联网的发展应运而生，是通过互联网传播的人们对于某事件的所有认知、态度、情感和行为倾向的集合（曾润喜，2009）[154]，是网络使用者或者网民的一种社会政治态度[155]。

2.2.2 网络舆情特征

刘毅（2007）认为，网络舆情特征表现为自由性与可控性、互动性和即时性、丰富性与多元性、隐匿性与外显性、情绪化与非理性、个性化与群体极化6个方面[156]。徐晓日（2007）将网络舆情的特征归纳为5个方面：第一，网络舆情来源具有广泛性和匿名性；第二，网络舆情倾向于问题揭露与现实批判；第三，网络舆情具有突发性；第四，网络舆情传播容易出现群体极化倾向；第五，网络舆论能够形成更大的群体压力[157]。中国传媒大学网络舆情（口碑）研究所指出网络舆情具有表达快捷、信息多元、方式互动的特点。李尚旗（2011）认为网络舆情具有自由性和限制性、匿名性和外显性、突发性和多变性、时事性和交互性、少数性和分散性等特点[158]。王高飞等（2016）提出网络舆情具备直接性、突发性、丰富性、互动性、偏差性等特点[159]。

2.2.3 网络舆情构成要素

学者们对网络舆情构成要素的研究可归纳为三要素说、四要素说、五要素说和多要素说，如表2-1所示。

表2-1 网络舆情构成要素

观点	学者	年份	构成要素
三要素	张春华[160]	2012	网络舆情主体、网络舆情客体、网络舆情本体
	朱国圣[161]	2014	舆情主体、舆情客体、舆情载体
四要素	唐涛[162]	2014	网络舆情场、网络舆情主体、网络舆情客体、网络舆情信息
	顾芳芳[163]	2011	E（Events）事件、C（Self-Concern）及自身的关切、P（Public）公众、G（Government）政府

观点	学者	年份	构成要素
五要素	王平[164]	2013	舆情主体、舆情对象、舆情本体、媒介、演化过程
	黄微[165]	2015	舆情主体、舆情客体、舆情本体、舆情媒体、舆情空间
	王兰成[166]	2018	舆情的引体、舆情的客体、舆情的主体、舆情的本体、舆情的载体
多要素	刘毅[156]	2007	网民、公共事务、时空因素、网络舆情的强度、网络舆情的质和量、情绪、意愿、态度和意见等

2.2.4 网络舆情传播与演化

（1）网络舆情的传播阶段划分。网络舆情传播阶段的研究成果丰硕，根据网络舆情的走势，学者们将其划分为不同的阶段，目前具有代表性的研究成果主要划分为三阶段、四阶段、五阶段、六阶段和多阶段，划分为六阶段和多阶段的研究成果相对较少，如表2-2所示。

表2-2 网络舆情传播阶段划分

分类	学者	年份	划分阶段
三阶段	喻国明[167]	2011	人际传播→群体传播→大众传播
	金兼斌[168]	2008	议题的出现→议题的存活→议题的走向
	潘崇霞[169]	2011	初始传播阶段→迅速扩散阶段→消退阶段
	兰月新等[170]	2013	潜伏期→扩散期→消退期
	史波[171]	2010	形成→发展→结束
	王平[164]	2013	酝酿→高涨→消退
	陈福集[172]	2011	潜伏→活跃→衰减
	易臣何[173]	2014	生成→扩散→削减

分类	学者	年份	划分阶段
四阶段	杨建平[174]	2010	扩散传播→升温极化→处理平息→深度评论
	姜胜洪[175]	2010	形成→高涨→波动→淡化
	王旭[176]	2017	萌芽期→成长期→成熟期→衰退期
	谢耘耕[177]	2011	形成期→爆发期→缓解期→平复期
	方付建[178]	2011	孕育→扩散→变换→衰减
	杜坤林[179]	2011	开始阶段→关注阶段→放大阶段→衰退阶段
	陈少平[180]	2012	开始→发展→高峰→衰没
	姚福生[181]	2009	舆情生命周期的开始→增长性舆情向稳定性舆情的转化→稳定性舆情向消减性舆情的转化→舆情生命周期的衰没
五阶段	张玉亮[182]	2013	均衡期→需求增长期→供需极化期→供给加强期→再均衡期
	谢科范等[183]	2010	潜伏期→萌动期→加速期→成熟期→衰退期
	燕道成[184]	2013	潜伏期→酝酿期→爆发期→衰减期→平息期
	张春华[160]	2012	酝酿潜伏阶段→初始阶段→沸点→波动阶段→消减阶段
	杨斌成[185]	2013	潜伏期→扩散期→爆发期→蔓延期→终结期
六阶段	李彪[186]	2011	潜伏期→爆发期→蔓延期→反复期→缓解期→长尾期
多阶段	李明德[187]	2014	完整型：萌芽与形成期→爆发与高潮期→消退与消亡；次完整型：萌芽与形成期→爆发→消退与消亡；半完整型：萌芽→形成→消亡

（2）网络舆情演化模型研究。文献研究显示，学者们尝试采用不同的方法拟合网络舆情演化机制和规律。王晰巍等（2018）以新浪微博"里约奥运

会中国女排夺冠"话题为例,基于贝叶斯模型对网络舆情的用户情感进行了演化研究[188]。马永军等(2018)对 Deffuant 经典模型进行改进,构建加权网络拓扑结构,通过 Netlogo 软件进行编程和仿真,研究群体中的平均节点度和个体间的信任程度对舆情演化过程中的影响[189]。吴诗贤等(2018)基于观点场模型探讨了微博评论关注的网络舆情事件中群体观点的演变规律,构建了有效预测其演变趋势的方法[190]。田世海等(2018)根据广义随机 Petri 网理论,构建突发事件网络舆情演化的 GSPN 模型,对突发事件的网络舆情演化进行了研究[191]。李根强等(2017)对有界信任模型中的 DW 模型进行了改进,分析了网络社群舆情的观点演化机制[192]。何建民等(2016)运用隐马尔科夫模型揭示了微博舆情演化发展的一般规律[193]。陈福集等(2011)引入 G 模型(Galam)对网络舆情演化过程进行分析[172]。刘锦德等(2013)基于不完全信息演化博弈模型对网络舆情传播进行分析,发现在不完全信任环境下容易产生羊群行为,即使群体内个体选择盲从[194]。李青等(2012)基于 BA 网络的舆情观点演化模型重点分析了模型中信任阈值对观点演化过程的影响,并对模型是否考虑网络拓扑结构因素进行了比较分析[195]。邓青等(2016)运用元胞自动机模型对来自周围邻居的影响、用户自身对新信息的抵抗力、外界环境等影响因素展开定量研究,并探讨这些影响因素对舆情传播和干预机制的影响,对网络舆情的演化进行研究[196]。

2.2.5 网络舆情监测与预警

网络舆情监测与预警指标。对于网络舆情监测与预警研究方面,最核心的是关于网络舆情预警指标研究。李建辉(2013)确立了舆情信息危机预警尺度表,分为传播扩散、信息特质两个评估维度[197];在国外的相关研究中,比较具有代表性的是杨(Yang)等(2010)西蒙(Simon T)的研究,他们分析了 Twitter 用户创作内容(UGC, User Generated Contents)的扩散与传播态势,提出了速度、广度、深度三个指标,进而实现对事件热度的快速预测,但并未给出这三个指标的度量方式[198,199];曾润喜等(2009)针对网络舆情突发事件提出了警源、警兆、警情三个指标对其进行预警[154];兰月新(2011)建构了包含网民反应、突发事件信息特性、突发事件事态扩散三个维度的突发事件网络舆情安全评估指标体系[170];李雯静等(2009)则通过网络舆情信息采集、网络舆情信息分析、网络舆情信息预警三个指标对网络舆情进行监测预警[200];张一文等(2010)提出运用事件爆发力、媒体影响力、网民作用力、政府疏导力四个指标对非常规突发事件网络舆情热度进行评价[201];柯惠新等

（2011）提出运用扩散度、聚焦度、解析度、参与度四个指标对重大事件进行舆情监测[202]；戴媛等（2008）从网络舆情的安全角度出发，从传播扩散、民众关注、内容敏感、态度倾向四个维度构建网络舆情安全评价指标体系[203]；陈新杰等（2012）针对网络舆情监测提出传播扩散、发布主体、内容要素、舆情受众四个指标对网络舆情进行监测[204]；王青（2011）等运用E—R模型系统，从舆情热度、舆情强度、舆情倾度、舆情生长度四个维度提出网络舆情监测与预警要素，该指标提炼出了网络舆情的重要监测点[205]；金兼斌（2007）针对单个网站/论坛内主题舆情提出时间维度、数量维度、显著维度、集中维度和意见维度等五维的舆情监测指标体系[206]；谈国新等（2010）提出通过舆情发布者指标、舆情要素指标、舆情受众指标、舆情传播指标、区域和谐度五个指标对突发公共事件网络舆情进行监测[207]；谢海光（2006）提出了"十度"指标体系：即通过某个统计期内热点、重点、焦点、敏点、频点、拐点、难点、疑点、粘点、散点等十个指标对舆情进行预警[208]。

2.3 网络情绪

2.3.1 情绪定义

国外对于情绪研究起步较早，始于20世纪80年代。此后，关于情绪的研究逐渐兴起，学者们对此给出了不同的定义，主要从心理、生理、情感等角度进行界定。如"一种生理、心理状态"[33,57-64]，"情感反映"[33,62,63]，"对某一刺激所做出的复杂反应"[65]，"好恶评价和态度表达"[66]等。随着互联网技术的发展，学者们开始注重网络情绪的研究，将网络情绪定义为通过网络传播的情绪[33,67,68]；已有文献将公众情绪界定为"个体情绪的集聚"[69-71]，但目前鲜有关于公众情绪定义的研究。

2.3.2 情绪分类

目前对情绪的研究多从分类取向与维度取向进行探讨，本书就情绪分类取向和维度取向研究进行了梳理，如表2-3、2-4所示。

结合具体情境，学者们给出了不同的分类，例如，二分类[209]、三分类[210]、四分类[211,212]、六分类[87,213-216]、七分类[33,217-220]和八分类[221,222]。由表2-3可以看出，大量研究者从文本情绪研究出发，将情绪分为愤怒、恐惧、悲伤、厌恶、惊讶、高兴6种情绪。

表2-3　情绪分类

作者	年份	分类	研究内容
埃克曼 （Ekman）[213]	1971	愉悦、伤心、生气、害怕、厌恶和惊讶	研究情绪的面部表情是否普遍的问题
沙维 （Shaver）等[214]	1987	快乐、悲伤、恐惧、憎恶、愤怒和惊讶	探索情绪概念的层次结构
徐琳宏等[217]	2008	喜好、愤怒、厌恶、恐惧、惊讶、悲伤、高兴	确定情感分类体系
权（Quan）等[221]	2009	期待、快乐、爱、惊奇、焦虑、悲伤、愤怒和憎恨	使用中文情感语料库对基于情感词的句子进行分析
赵妍妍[209]	2010	积极情绪和消极情绪	对文本情绪进行分析
查法尔 （Chaffar）[212]	2011	愤怒、厌恶、恐惧、幸福、悲伤和惊奇	采用监督机器学习的方法来识别情绪分类
唐超[33]	2012	愤怒、讽刺、失望、同情、不信任、理性、支持政府	对网络情绪类型进行人工标注，研究网络情绪演进基本规律
帕维尔 （Pawel）等[219]	2012	同意、反对、谩骂、挑衅、中立、离题、摇摆不定	分析波兰政治论坛的网络公众情绪
赵继昌等[211]	2012	愤怒、厌恶、高兴、悲伤	构建了MoodLens系统，对新浪微博进行情绪分析
贺飞艳等[220]	2014	愤怒、厌恶、恐惧、高兴、喜好、悲伤、惊讶	构建细粒度情感分析与判断流程，并应用于微博短文本的细粒度情感判断

续表

作者	年份	分类	研究内容
潘明慧等[212,223]	2014	喜、怒、哀、惧	基于词典的规则方法识别微博情绪
张家明[210]	2015	正面情绪、中性情绪和负面情绪	提出基于 BTM 的无监督方法，用以识别微博的情绪导向
萨沃莱宁（Savolainen）[224]	2015	蔑视、嫉妒、恐惧和愤怒	评估在分享有争议话题和不同评论类型时，如何表达情感
殷昊等[218]	2018	高兴、喜好、愤怒、悲伤、恐惧、厌恶和惊讶	采用多通道 LSTM 神经网络方法，对文本包含的情绪进行自动分类
林逸怀等[222]	2019	无情绪、喜好、开心、惊讶、厌恶、悲伤、愤怒和恐惧	运用预训练词向量的方法对文本情绪进行分类

就维度取向而言，学者们从不同角度对情绪维度进行划分，如表 2 - 4 所示，包括两维[225-228]和三维[229-231]，其中，具有典型代表性的是"愉悦度 - 唤醒度 - 支配度"（PAD）"能量唤醒 - 紧张唤醒"（EATA）以及"积极 - 消极情感"（PANA）三种维度划分。

表 2 - 4　情绪维度划分

作者	年份	维度	研究内容
梅拉比安（Mehrabian）等[229]	1974	三维：愉悦度 - 唤醒度 - 支配度（PAD）	识别并测量环境心理学中涉及的相关变量
塞耶尔（Thayer R E）[225,231,233]	1978、1989	两维：能量唤醒 - 紧张唤醒（EATA）	讨论处于不同情绪时的反应方式

作者	年份	维度	研究内容
沃特森 （Watson D）[228]	1985	两维：积极－消极情感（PANA）	对自我报告的情绪进行维度取向研究
谢彦君[227]	2006	两维：正向－负向两级效价	通过构建表达旅游体验情感状态的模型，用以探讨旅游体验的本质性和过程性的特征
巴雷特 （Baret LF）等[226]	2006	两维：极性、强度	对情感体验进行测量
加布勒 （Gable）等[230]	2010	三维：效价、唤醒度、动机	研究动机强度不同的积极情感
比切尔 （Buechel S）等[231]	2017	三维：极性、强度、可控性	用 VAD 对情绪维度进行划分

2.3.3　情绪特征

关于情绪特征的研究，学者们主要从情绪的影响因素、情绪传播、情绪类型、情感效价及道德情绪五个角度进行探讨。沃尔（Thelwall）等（2010）、桑德拉·冈萨雷斯-贝隆（González-Bailón）等（2012）和李聪（2019）从情绪的影响因素角度对情绪特征进行研究[24,234,235]，沃尔等认为事件热度影响情绪强度的波动[24]；桑德拉·冈萨雷斯-贝隆等发现政治事件影响公众情绪[234]；李聪（2019）认为造假事件会引发公众的恐慌情绪[233]；马亚平（Ya-ping Ma）等（2014）和何雨轩（2019）基于情绪传播的角度对情绪特征进行研究[61,236]，马亚平等认为舆情具有增长快、衰减快、波动快的传播特点[236]；何雨轩认为公众情绪对舆情发展起着至关重要的作用，极化的情绪会演变为网络暴力[61]。袁斌（Bin Yuan）等（2014）、丁晟春等（2016）和戴天祥等（2017）从情绪类型的角度出发对情绪特征进行研究[237-239]，袁斌等采取贝叶斯方法实现情绪分类[237]；丁晟春等则采用 SVM 模型对情绪进行分类[238]；戴天祥等运用微博情绪细粒度分析方法分析了情感表达特征[239]。党轩（Dang

Xuan）等（2013）从情感效价的角度对情绪特征进行研究，发现情感效价越高，转发率就越高[240]。叶勇豪等（2016）从道德情绪的角度出发，发现网络中的道德情绪依然符合道德基础，表达道德情绪的差异性则为道德基础的补充[241]。

2.3.4 情绪演化

（1）网络情绪演化规律。网络情绪演化错综复杂，学者们从网络情绪演化阶段视角进行探讨，学者们在特定研究情境下，采用不同的方法对其演化阶段进行划分，探讨网络情绪的演变规律。本书对此进行了梳理，具体如表 2 - 5 所示。其中，既有研究将网络情绪演化规律分为三段论[242 - 244]、四段论[61,245,246]、五段论[247]，但也有研究无固定划分阶段，视具体情境而定。

表 2 - 5　情绪演化规律研究

作者	年份	阶段划分	演化阶段	研究对象
魏玖长等[245]	2011	四阶段	形成阶段、强化阶段、执行阶段、解体阶段	群体性突发事件
刘金荣[248]	2012	无固定划分	舆情萌芽—舆情形成—舆情爆发—舆情消退—舆情消亡（或残留）；舆情萌芽—舆情形成—舆情爆发—舆情高潮—舆情消退—舆情消亡（或残留）；引入危机沟通视角后舆情萌芽—舆情形成—舆情爆发—舆情消退—舆情消亡；舆情萌芽—舆情形成—舆情消亡；舆情萌芽—舆情消亡	微博舆情
郑宛莹[242]	2013	三阶段	产生期、对抗期、突发或衰变期	"李某天"事件
兰月新等[249]	2014	三阶段	形成期、扩散期、消退期	公共危机事件
维莱格（Verlegh）等[244]	2015	三阶段	初始阶段、反馈阶段、强化阶段	突发事件

作者	年份	阶段划分	演化阶段	研究对象
叶琼元等[246]	2017	四阶段	萌芽期、爆发期、成熟期、衰退期	突发事件
蒋知义等[247]	2018	五阶段	开始期、爆发期、发酵期、消解期、反思期	"罗某笑"事件
何雨轩[61]	2019	四阶段	出现期、发展期、高峰期、消散期	重庆公交坠江事件

（2）网络情绪影响因素。在已有文献中，我们对网络情绪的影响因素进行了归纳分析，主要包括社会环境因素[33,250,251]、网民的涉利程度[246,252,253]、网民个人特征[33,251,254,255]和媒体及政府的影响力[246,256-259]。

2.3.5　网络情绪疏导和治理

情绪具有传染性，哈吉哈尼（2009）分析了恐惧情绪感染时大脑皮质的变化，异常的皮层和皮层下网络机制影响情绪传染[23]。网络情境下负面情绪的传播扩散易加速情绪传染，形成负面效应，因此，需要对网络情绪进行疏导和治理。学者们提出从政府、媒体以及网民自身三个方面对情绪进行疏导和治理。首先，对政府而言，第一，应建立健全网络情绪疏导及舆情预警机制[57,260-262]；第二，制定相关法律法规，加强网络舆情法制建设[57,263]。其次，对媒体而言，第一，要积极与公众进行沟通，及时疏导公众情绪[263,264]；第二，及时公布事情真相，以遏制负面情绪的扩散[66]；第三，积极承担社会责任，重建媒体公信力[242,262]。最后，对网民而言，应注重道德教化的作用，不断提升个人素养，提高情绪管理能力[262,263]。

虽然学者们对网络情绪疏导和治理进行了相关研究，但研究情境主要聚焦于社会事件，尚未针对医患矛盾热点事件下新媒体情境中的公众情绪疏导开展研究。由于医患矛盾热点事件情境与其他情境差异巨大，需要针对性开展研究。

第三章 医疗行业工作场所暴力现状研究

近年来，世界各地的医疗工作场所暴力频发，医务人员遭受工作场所暴力的风险居高不下，引发了世界范围的关注，不仅降低了医疗服务质量和医务人员工作积极性，而且对医务人员的身体和心理健康造成了负面影响。2019年北京民航总医院杨某医生被杀事件引发热议，引起了国家的高度重视，第十三届全国人民代表大会常务委员会第十五次会议通过了《中华人民共和国基本医疗卫生与健康促进法》（以下简称《基本医疗卫生与健康促进法》），禁止任何组织和个人威胁、危害医疗卫生人员人身安全，侵犯医疗卫生人员人格尊严，并且宣布将从2020年6月1日起施行。然而从法律出台至2020年4月，媒体又曝光了11起恶性医院工作场所暴力事件，医务人员在抗疫期间仍然遭受了6起工作场所暴力侵害。由此可见，工作场所暴力问题仍然十分严峻，不仅需要法律层面的震慑和保障，还需要医院及卫生管理部门的联防与应对。在当前阶段，探明医院工作场所暴力发生现状，厘清医务人员遭受工作场所暴力的特征，剖析存在的问题，有助于从卫生管理部门、医院、医务人员角度提出应对策略。本书以医疗行业工作人员为研究对象，运用问卷调查法，对医疗行业工作人员遭受工作场所暴力现状、特征、诱因、应对方式、负面效应开展研究。

3.1 对象与方法

3.1.1 调查对象

采用问卷调查法，通过滚雪球抽样的方法对医疗行业工作人员进行匿名调查。共发放问卷782份，回收有效问卷728份，有效应答率为93.09%。

3.1.2 调查工具

本书采用的调查问卷以陈祖辉[265]开发的医院工作场所暴力量表为依据，根据研究需要进行修订。该问卷由调查对象基本概况、工作场所暴力发生现状、工作场所暴力事件基本概况、医疗行业工作人员应对措施以及效应四部分构成。调查对象基本概况包括医院等级、医院性质、性别、年龄、最高学历、工作岗位、工作年限、职称、年收入等信息；工作场所暴力发生现状包括各类型工作场所暴力发生的频数和特征；工作场所暴力事件基本概况包括调查对象在过去一年里所遭受的印象最深的一次工作场所暴力以及相关特征；医疗行业工作人员应对措施以及效应包括事件发生时医疗行业工作人员应对方式以及事件发生后对医疗行业工作人员的影响等方面。采用 Cronbach's Alpha 系数检验量表的信度，工作场所暴力测量量表总体的 Cronbach's Alpha 系数为 0.992。

3.1.3 统计学方法

运用 SPSS 21.0 软件对资料进行统计分析，对计数资料进行描述性统计分析，采用卡方检验的方法对数据进行进一步分析，以 $P < 0.05$ 为差异有统计学意义。

3.2 数据分析

3.2.1 调查对象基本概况

本次调查共发放问卷 782 份，回收有效问卷 728 份，有效应答率为 93.09%。其中，男性 181 人（占 24.9%），女性 547 人（占 75.1%）。年龄分布在 26—35 岁的人数最多，有 341 人（占 46.8%）；56 岁及以上的人数最少，有 12 人（占 1.6%）。工作年限主要集中在 5—24 年，其中 5—14 年的共 343 人（占 47.1%）；15—24 年的共 144 人（占 19.8%）。最高学历主要集中于本科，共 458 人（占 62.9%）。职称主要分布在初级职称和中级职称，其中初级职称共 361 人（占 49.6%）；中级职称共 226 人（占 31.0%）。

调查对象中，三级医院人数最多，共 437 人（占 60.0%）；其次为二级医院，共 209 人（占 28.7%）。在医院类型方面，综合医院人数最多，为 488 人（占 67%）；其次为中医医院 151 人（占 20.7%）；其余类型医院人数较少，所占比例较小。在医院性质方面，公立医院 705 人（占 96.8%）；民营医院 23 人（占 3.2%）。聘用形式上，签署合同人员人数最多，共 399 人（占 54.8%）；其次为正式在编人员 309 人（占 42.4%）。在岗位方面，护士人数最多，共 354 人（占 48.6%）；其次为医生，共 270 人（占 37.1%）。在工作所在科室中，内科人数最多，为 199 人（占 27.3%）；其次为其他科室，共

127 人（占 17.4%）；第三为外科，共 96 人（占 13.2%）；职业病科和中西医结合科人数最少，各 1 人（占 0.1%）。在日均门诊量上，30 人及以下的人数最多，为 367 人（占 50.4%）；其次为 61 人及以上的，共 188 人（占 25.8%）。在本次调查中，有工作场所暴力经历的有 253 人（占 34.8%），没有工作场所暴力经历的 475 人（占 65.2%），具体如表 3-1 所示。

表 3-1 调查对象基本概况

	组别	调查人数	占总人数的比例/%
性别	男	181	24.9
	女	547	75.1
年龄	18—25 岁	85	11.7
	26—35 岁	341	46.8
	36—45 岁	187	25.7
	46—55 岁	103	14.1
	56 岁及以上	12	1.6
工作年限	5 年以下	143	19.6
	5—14 年	343	47.1
	15—24 年	144	19.8
	25 年及以上	98	13.5
最高学历	中专及以下	14	1.9
	大专	178	24.5
	本科	458	62.9
	硕士	65	8.9
	博士及以上	13	1.8
职称	初级职称	361	49.6
	中级职称	226	31.0
	高级职称	115	15.8
	待聘	26	3.6

	组别	调查人数	占总人数的比例/%
	一级	33	4.5
医院等级	二级	209	28.7
	三级	437	60.0
	未定等级	49	6.7
	综合医院	488	67.0
	专科医院	14	1.9
	中医医院	151	20.7
医院类型	乡镇卫生院 （或社区卫生服务中心）	67	9.2
	门诊部	4	0.5
	村卫生室	1	0.1
	妇幼保健院（所、站）	1	0.1
	其他	2	0.3
医院性质	公立医院	705	96.8
	民营医院	23	3.2
	正式在编	309	42.4
聘用形式	合同	399	54.8
	临时	12	1.6
	其他	8	1.1
	医生	270	37.1
岗位	护士	354	48.6
	行政管理人员	30	4.1
	其他人员	74	10.2

续表

组别		调查人数	占总人数的比例/%
工作所在科室	预防保健科	26	3.6
	全科医疗科	15	2.1
	内科	199	27.3
	外科	96	13.2
	妇产科	18	2.5
	儿科	33	4.5
	眼科	40	5.5
	耳鼻喉科	6	0.8
	口腔科	9	1.2
	皮肤科	2	0.3
	精神科	3	0.4
	肿瘤科	14	1.9
	康复医学科	53	7.3
	职业病科	1	0.1
	中医科	20	2.7
	中西医结合科	1	0.1
	影像科	47	6.5
	急诊科	18	2.5
	其他	127	17.4
日均门诊量	30 人及以下	367	50.4
	31—40 人	82	11.3
	41—50 人	55	7.6
	51—60 人	36	4.9
	61 人及以上	188	25.8
工作场所暴力经历	是	253	34.8
	否	475	65.2

3.2.2　医疗行业工作场所暴力现状

在距离调查时点前的近一年内，728 名调查对象中共有 253 人遭受过工作场所暴力，发生率为 34.8%。工作场所暴力包括语言攻击、躯体攻击和性骚扰，其中，遭受过语言攻击的人数相对较多，尤其是责骂等有损个人尊严的语言。卡方检验结果显示，不同医院等级、医院类型和工作岗位的医疗行业工作人员遭受工作场所暴力的情况具有显著性差异（$P < 0.05$）。具体而言，一、二、三级医院的工作场所暴力发生率不存在显著性差异，未定等级医院与三级医院之间工作场所暴力发生率差异具有统计学意义（$P < 0.05$），未定等级医院工作场所暴力发生率显著低于三级医院；综合医院与乡镇卫生院（或社区卫生服务中心）之间工作场所暴力发生率具有显著性差异（$P < 0.05$），乡镇卫生院（或社区卫生服务中心）工作场所暴力发生率显著低于综合医院；不同工作岗位中，医务人员遭受工作场所暴力的比率显著高于其他类型工作人员，其中医生遭受工作场所暴力的比例为 37.8%，护士遭受工作场所暴力的比例为 34.5%，其他人员遭受工作场所暴力的比例为 18.9%（$P < 0.05$）。

3.2.1.1　调查对象遭受语言攻击情况

在近一年内，728 名医院工作人员中共有 226 人遭受过语言攻击，发生率为 31.0%，其中，遭受过 1 次语言攻击的有 67 人，占比 29.6%；遭受过 2—3 次的有 89 人，占比 39.4%。卡方检验结果显示，不同医院等级、医院类型和工作岗位的医疗行业工作人员遭受语言攻击的情况具有显著性差异（$P < 0.05$）。具体而言，一、二、三级医院的语言攻击发生率不存在显著性差异，未定等级医院与三级医院之间语言攻击发生率差异具有统计学意义（$P < 0.05$），未定等级医院语言攻击发生率显著低于三级医院，其原因可能是三级医院患者流量较大；综合医院与乡镇卫生院（或社区卫生服务中心）之间语言攻击发生率具有显著性差异（$P < 0.05$），乡镇卫生院（或社区卫生服务中心）语言攻击发生率显著低于综合医院；不同工作岗位中，医务人员遭受语言攻击的比率显著高于其他类型工作人员，其中医生遭受语言攻击的比例为 34.1%，护士遭受语言攻击的比例为 30.8%，其他人员遭受语言攻击的比例为 17.6%（$P < 0.05$）。

3.2.2.2　调查对象遭受躯体攻击情况

在近一年中，728 名医护工作人员中共有 40 人遭受过躯体攻击，发生率为 5.5%。其中遭受过 1 次躯体攻击的人数较多，有 28 人，占遭受过工作场所暴力样本量的 70.0%（28/253）。卡方结果显示，不同性别、医院性质的医疗行业工作人员遭受躯体攻击的情况具有显著性差异（$P < 0.05$）。具体而言，男性遭受躯体攻击的发生率高于女性（男性遭受躯体攻击的比例为11%，女性为3.7%，$P < 0.05$），这可能是由于女性较柔弱，一般情况下，施暴者不会对女性医生进行躯体攻击；民营医院躯体攻击发生率高于公立医院（民营医院躯体攻击发生率为17.4%，公立医院躯体攻击发生率为5.1%，$P < 0.05$）。

3.2.3 医疗行业工作场所暴力特征

3.2.3.1 工作场所暴力发生的时间和地点

描述性统计分析结果显示，66.8%的工作场所暴力（WPV）发生在白班，30.4%的工作场所暴力发生在夜班，2.8%的工作场所暴力发生在下班后。43.5%的工作场所暴力发生时，医疗行业工作人员正在做常规治疗，16.6%的暴力发生时，医疗行业工作人员正在办公室值班；11.1%的暴力发生在开处方、写病历时；9.1%的暴力发生在查房时；7.1%的暴力发生在与患者讨论病情时；1.6%的暴力发生在交班时；还有11.1%的暴力发生时，医疗行业工作人员正在做其他事情。68.8%的工作场所暴力发生时有其他同事在场，31.2%的暴力事件发生在仅受害者单独一个人时。31.6%的工作场所暴力发生在病房内，22.5%的暴力发生在医生办公室，19.8%的暴力发生在护理站，16.2%的暴力发生在医院大厅走廊，3.6%的暴力发生在治疗室（包括手术室），0.8%的暴力发生在受害者上下班的路上，还有5.5%的暴力发生在其他地点。

3.2.3.2 施暴者特征分析

71.9%的施暴者以患者家属为首，仅有24.1%的工作场所暴力事件是以患者本人为首实施，而以患者朋友、本院人员和其他施暴者为首的占4.0%。在性别方面，79.1%的施暴者为男性，仅有20.9%的施暴者为女性。在年龄方面，施暴者主要集中在中、青年，其中40—50岁的占36.4%，30—40岁的占31.2%，50—60岁的占13.0%，20—30岁的占10.7%，大于60岁或小于20岁的相对较少，分别为5.9%和0.8%。

3.2.4 医疗行业工作场所暴力诱因和应对方式

问卷调查结果显示，医疗行业工作场所暴力诱因主要包括：患者或家属对医院正常工作不理解（62.5%）、患者或家属对治疗效果不满意（46.6%）、患者或家属自身问题（情绪、抑郁）（40.3%）、患者或家属对治疗方案存在误解或不满（36.0%）、患者或家属对等待时间不满意（34.0%）、患者或家属对医疗费用不满意（30.0%，76/253）、医患沟通过程中，双方态度问题

（27.7%）、患者或家属对医务人员响应速度不满意（26.9%）、患者或家属醉酒（24.5%）、患者或家属对护士或医生技术水平不满意（23.3%）以及患者死亡（13.4%）。

工作场所暴力发生时，医疗行业工作人员的应对方式呈现多样化。调查结果显示，当工作场所暴力事件发生时，医疗行业工作人员选择较多的应对方式是"耐心解释"（73.9%）、"忍让回避"（56.9%）、"求助保安"（36.4%）、"求助同事"（31.6%）、"求助领导"（28.1%）和"报警"（22.1%）。

3.2.5　医疗行业工作场所暴力的负面效应

工作场所暴力发生后，有92.9%的医疗行业工作人员认为对自己的心理与工作有影响。调查显示医疗行业工作场所暴力的负面效应主要为情绪类和行为类。在情绪方面，有73.1%的人感到委屈，55.3%的人感到愤怒，32.8%的人感到焦虑、忧郁；在行为方面，有56.5%的人的工作热情、积极性下降，39.5%的人认为以后工作中首先考虑保护自己的利益，37.9%的人想转行，17.8%的人失眠，13.0%的人不敢单独上班，9.9%的医疗行业工作人员因为遭受工作场所暴力而不能上班，8.3%的医疗行业工作人员因遭遇工作场所暴力而需要就医，有0.8%的人有自杀念头。

3.3　研究结论

3.3.1　工作场所暴力发生率呈下降趋势

已有研究发现工作场所暴力发生率为48.5%[266]，本调查显示工作场所暴力的发生率为34.8%，较过去有显著下降；与巴基斯坦、摩洛哥、德国等其他国家相比，中国医疗行业工作场所暴力的发生率相对较低。由此可见，我国针对工作场所暴力所采取的防控措施取得一定成效。然而，虽然中国医疗行业工作人员遭受工作场所暴力的发生率有所下降，但仍然存在较高风险，因此，需要进一步采取防范与应对措施以有效控制和降低工作场所暴力发生率。

3.3.2　袭医方式以语言攻击为主

分析结果显示，在语言攻击、躯体攻击和性骚扰三种工作场所暴力类型中，以语言攻击为主，尤其是责骂、谩骂、辱骂、贬低或其他有损个人尊严的言语，发生频率高于其他类型。在工作场所暴力发生伊始，患者或家属会以责骂、辱骂等言语来埋怨医疗行业工作人员，而医疗行业工作人员则会采取"耐心解释""忍让回避"等方式来应对[267]，与我们的调查结果一致，当双方情绪进一步激化时，才会演变为更激烈的躯体攻击。

3.3.3 医院等级、医院类型和工作岗位对工作场所暴力发生率的影响

卡方检验结果显示，不同等级医院、不同类型医院和不同工作岗位在工作场所暴力总发生率、语言攻击发生率方面均存在显著性差异。在医院等级方面，虽然已定等级医院间工作场所暴力发生率不存在显著性差异，但未定等级医院与三级医院在总体工作场所暴力发生率和语言攻击发生率上存在显著性差异，未定等级医院工作场所暴力发生率显著低于三级医院，其原因可能是未定等级医院就医患者相对较少，患者就诊项目以感冒、发烧等常见病为主，患者对医疗水平的期望值较低，因此工作场所暴力风险相对较低。医院类型方面，综合医院与乡镇卫生院或社区卫生服务中心之间具有显著性差异，乡镇卫生院或社区卫生服务中心工作场所暴力发生率显著低于综合医院，究其原因是综合医院专业技术有保障，患者流量大，风险也更大。工作岗位方面，医务人员遭遇工作场所暴力的概率显著高于其他类型工作人员，其原因是医务人员与患者进行直接接触的机会较多，风险也相对较大。

3.3.4 性别和所在医院性质对工作场所暴力发生率的影响

不同性别和医院性质的医疗行业工作人员遭受躯体攻击的概率存在显著性差异，而遭受语言攻击的概率不存在显著性差异。具体而言，男性遭受躯体攻击的比例高于女性，这可能是由于女性较柔弱，一般情况下，施暴者不会对女性医生进行躯体攻击；民营医院工作人员遭遇躯体攻击的比例高于公立医院，其原因为民营医院为了扩大其社会影响力，广告常常夸大治疗效果，使得患者期望太高，而导致暴力事件的发生[268]。

3.3.5 患者或家属对医院正常工作不理解为主要诱因

工作场所暴力发生的诱因多元化，其主要原因是患者或家属对医院正常工作不理解。医患双方之间拥有的医疗信息和医疗知识不对称，易导致患者对医院和医务人员产生误解，而医务人员如果不了解该情况，则容易产生冲突，增加工作场所暴力发生的风险。患者或家属对治疗效果不满意，是引发工作场所暴力的第二大诱因，其不满的原因主要包括两个方面，一是医生的

专业技术水平不足；二是患者对治疗效果的期望过高[267]。三是患者或家属自身问题，比如情绪等原因，患者或家属抑郁、暴躁等情绪会增加工作场所暴力风险。

3.3.6　医务人员应对工作场所暴力方式多样化

描述性统计分析结果显示，工作场所暴力发生时，医疗行业工作人员应对方式以"耐心解释""忍让回避"等理性方式为主，与贾晓莉、曹利华等研究结果一致[269,270]。在面对语言攻击时，医疗行业工作人员的容忍度较高，只有面对躯体攻击，导致身体遭到伤害时才会选择报警，这种应对方式或许在表面上能够维持医患关系的健康和谐，但长久来看，由于施暴者未受到相应惩罚，会引发其他患者效仿，从而增加工作场所暴力发生风险，加剧医患关系紧张。

第四章 新媒体视域下医患矛盾热点事件特征与诱因研究

近年来，以数字技术为基础、以互联网为载体进行信息传播的网络新媒体兴起，其交互性、即时性、开放性、社群化等特征，使之成为医患矛盾事件传播扩散、迅速发酵、演化为舆论热点的重要推手，亦为医患矛盾热点事件研究提供了肥沃土壤。新媒体视域下医患矛盾热点事件有何特征？其诱因是什么？已有研究鲜有涉及。而探明新媒体视域下医患矛盾热点事件特征与诱因，对于治理医患矛盾，疏导公众情绪、改善医患关系具有重要意义。由于医患矛盾热点事件主要以袭医事件为主，因此，本书以 2011 年至 2018 年新媒体中引发热议的 415 起袭医事件为研究对象，运用内容分析法，对医患矛盾热点事件的特征与诱因进行探讨，为医院及卫生管理部门防范医患矛盾热点事件发生、改善医患关系提供依据，同时也为进一步探讨新媒体视域下医患矛盾热点事件舆情传播类型、公众情绪演化特征与规律奠定理论基础。

4.1 研究设计

4.1.1 概念界定

本书中探讨的医患矛盾是指医患双方在语言、肢体上发生的冲突。新媒体视域下医患矛盾热点事件主要聚焦于袭医事件，因此，本书中的医患矛盾热点事件的范畴是袭医事件。袭医事件是指患方在医患关系存续期间或就医过程中，或其他社会人员对医疗机构工作人员的直接暴力行为，并导致医疗机构工作人员身体伤害的事件[271]。其中，"医"是指医疗机构的工作人员，包括医生、护士、领导、管理人员、保安、工勤人员等；"患"是指患者、患者家属、朋友或其他陪同人员。恶性袭医事件，是指患方的暴力行为，导致医疗机构服务人员重伤、致残甚至致死的事件。

4.2.2　数据收集

本书通过互联网收集资料，运用百度搜索引擎工具，以"伤医""杀医""袭医""砍医""殴打医生"为关键词进行搜索，对 2011 年 1 月 1 日至 2018 年 12 月 31 日发生的事件进行检索，收集目标事件发生过程及后续处理的完整资料。根据袭医事件的界定，以及引起的舆论关注度，剔除与本研究无关的数据、舆论关注低的事件；通过互联网共搜集 415 起医患矛盾热点事件。根据相关报道明确医患矛盾热点事件发生的时间、医疗机构、科室、伤亡人数与类别，通过网络进一步检索补充事发医院的等级。运用结构内容分析法对医患矛盾热点事件特征和诱因进行分析。

4.2.3　统计学处理

运用 SPSS17.0 对数据进行统计分析，具体的统计方法为描述性统计分析。

4.2　数据分析

4.2.1　新媒体视域下医患矛盾热点事件特征分析

本书主要从事件发生时间、地理分布、伤亡情况、事发医疗机构类型、科室分布角度对新媒体视域下医患矛盾热点事件特征进行分析。

4.2.1.1　新媒体视域下医患矛盾热点事件发生时间、地理分布与伤亡人数分析

自 2011 年至 2018 年年底，网络曝光并引起舆论关注的医患矛盾热点事件多达 415 起，2011 年至 2016 年总体呈上升趋势，2017 年开始呈现下降趋势，如表 4-1 所示。其中，2011 年医患矛盾热点事件为 20 起；2012 年医患矛盾热点事件为 13 起；2013 年为 22 起；2014 年为 38 起；2015 年 65 起；2016 年多达 101 起；2017 年医患矛盾热点事件数量有所下降，为 92 起；2018 年进一步下降，为 64 起。在 415 起医患矛盾热点事件中医院受伤人数高达 578 人、死亡人数为 25 人，对医务人员造成严重伤害或致残致死的恶性事件多达 129 起。受伤主体中，医生共 363 人，占总体的 62.80%；护士 152 人，占总体的 26.30%。此外，医院领导、管理人员以及安保人员也不同程度受伤，合计 63

人。医患矛盾热点事件中，死亡人数为25人，其中医生20人，护士4人，医院院长1人。伤亡的医生中，多数是业务骨干，包括主任医生、副主任医师。

表4-1　医患矛盾热点事件时间分布与伤亡人数分析

年份	医患矛盾热点事件数量	受伤人数				死亡人数				恶性事件
		医生	护士	其他	合计	医生	护士	其他	合计	
2011	20	26	5	3	34	2	0	1	3	7
2012	13	13	7	8	28	3	1	0	4	9
2013	22	17	15	9	41	1	0	0	1	9
2014	38	29	22	8	59	2	0	0	2	11
2015	65	52	21	2	75	2	1	0	3	37
2016	101	82	27	14	123	5	1	0	6	17
2017	92	82	30	11	123	3	0	0	3	25
2018	64	62	25	8	95	2	1	0	3	14
合计	415	363	152	63	578	20	4	1	25	129

从地理分布看，剔除2个未明确报道发生地的事件，其余413个事件发生地覆盖了中国29个省、自治区和直辖市。广东、湖南、江苏、浙江、山东、山西、河南、四川、上海9个省市是医患矛盾热点事件的多发地，占总体的61.3%，其中广东的医患矛盾热点事件发生数量显著高于其他省市，为53件，占总体的12.83%，具体情况如图4-1所示。由医患矛盾热点事件导致的死亡人数分布可见，广东出现的死亡人数最高，为6人，占总体的24%，其次是安徽和湖南，分别为3人，占总体的12%，黑龙江和天津各出现了2人死亡，分别占总体的8%，河北、河南、湖北、吉林、江苏、辽宁、山东、陕西和浙江，各出现了一例导致死亡的医患矛盾热点事件，具体如图4-1所示。

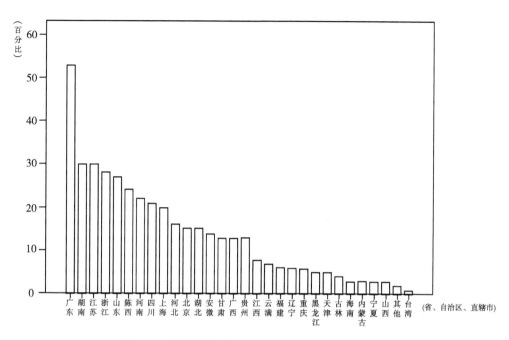

图4-1　新媒体视域下医患矛盾热点事件地理分布

4.3.1.2　新媒体视域下医患矛盾热点事件事发医疗机构类型及科室分析

在新媒体视域下医患矛盾热点事件事发医院中，评定了等级的医院有385家，占总体的92.6%，有6家民营医院、2家公立医院，其余22家，由于报道不详无法确定医院性质和医院等级。在获取明确等级的385家医院中，三级医院有245家，占总体的58.9%；二级医院有123家，占总体的29.6%；一级医院有17家，占总体的4.1%。其中，三级甲等和二级甲等发生医患矛盾热点事件的数量最为集中，分别为207家和104家，分别占总体的49.9%和25.1%，详见表4-2。由此可见，发生于三甲医院的医患矛盾热点事件远多于其他类型医院。

表4-2　事发医院等级

	甲等	乙等	未知	合计	百分比/%
三级	207	23	15	245	58.9
二级	104	15	4	123	29.6
一级	4	0	13	17	4.1

	甲等	乙等	未知	合计	百分比/%
未知或未评级				30	7.4
合计				415	100

新媒体视域下医患矛盾热点事件事发科室主要集中于急诊科、住院部、儿科、影像科、内科、妇产科和骨科。其中,急诊科的事发率最高,为144起,占总体的34.7%;住院部的事发率次之,为28起,占总体的6.7%;影像科和儿科的事发率仅次于住院部,分别为21起和20起,分别约占总体的5%;内科、妇产科和骨科的事发率相当。恶性医患矛盾热点事件的高发科室主要集中于急诊科,为27件,占总体的20.8%,其次为住院部、影像科和耳鼻喉科,分别占总体的6.9%、6.2%和5.4%,儿科、妇产科和内科的数量相同,均为6件,分别占总体的4.6%,以上7个科室发生的恶性医患矛盾热点事件占总体的53.1%。从导致死亡的医患矛盾热点事件看,消化科的事发率最高,占总体的16%;其次为耳鼻喉、呼吸科和泌尿科,分别为两起,分别占总体的8%;儿科、妇产科、骨科、急诊科、精神科、口腔科、男科、内科、外科、五官科、影像科、针灸门诊、住院部分别发生了一起袭医致死事件;另外2起未详细报道事发科室。

4.2.2 新媒体视域下医患矛盾热点事件诱因分析

4.2.2.1 新媒体视域下医患矛盾热点事件直接诱因

在415起医患矛盾热点事件中,1起事件是由个人恩怨导致,因此不进入分析范畴。通过对医患矛盾热点事件网络新闻内容进行结构内容分析,将医患矛盾热点事件直接诱因归纳为诊疗效果、医患沟通、响应速度、医疗费用、隐私保护、患者或家属自身问题、医疗纠纷7个方面,如表4-3所示。医患沟通、患者或家属自身问题、诊疗效果是导致医患矛盾热点事件发生的三大主要诱因,合计占总体的86.7%。由响应速度、隐私保护、医疗纠纷、医疗费用引发的医患矛盾热点事件数量较少。

医患沟通问题是医患矛盾热点事件发生的第一大诱因,占总体的30.6%,主要包括患者或家属对医院正常工作不理解(9.9%)、医患沟通中双方态度问题(12.5%)以及患者或家属对治疗方案存在误解或不满(8.2%)。患者或家属自身问题是诱发医患矛盾热点事件的二大原因,包括患者或家属醉酒(16.4%)、患者或家属自身情绪或精神健康问题(6.0%)以及无任何原因而袭医（7.9%）。

　　患者或家属对诊疗效果不满是医患矛盾热点事件的第三大诱因，占总体的26.9%，包括患者或家属对诊疗效果或手术效果不满意（12%），患者在抢救中死亡或救治无效而死亡（10.1%），以及是患者或家属对护士的技术水平不满意（4.8%）三个方面。

　　响应速度、医疗纠纷、医疗费用和隐私保护引发的医患矛盾热点事件数量相对较少，分别为9.4%、4.6%、1.7%和1.0%。响应速度问题主要包括患者对医务人员的响应速度不满（6.7%），以及对就医等待时间不满（2.6%）。医疗纠纷问题主要是指前期医疗纠纷没有得到解决，引发患者或家属的袭医行为。医疗费用问题，主要表现为患者或家属认为医疗费用过高，或收费不合理导致欠费而激发医患矛盾。隐私保护问题主要表现为患者或家属因对病房安排中男女共住，或男医生对女患者进行诊疗不满而引发医患冲突。

表 4-3　医患矛盾热点事件直接诱因分析

一级诱因	二级诱因	频次 （频率）	合计
诊疗效果	患者或家属对治疗效果不满意	50（12.0）	112（26.9）
	患者死亡	42（10.1）	
	对护士技术水平不满意	20（4.8）	
医患沟通	患者或家属对医院正常工作不理解	41（9.9）	127（30.6）
	医患沟通过程中双方态度问题	52（12.5）	
	患者或家属对治疗方案存在误解或不满	34（8.2）	
响应速度	患者或家属对医务人员响应速度不满意	28（6.7）	39（9.4）
	患者或家属对等待时间不满意	11（2.7）	
医疗费用	患者或家属对医疗费用不满意	7（1.7）	7（1.7）
隐私保护	患者或家属感觉隐私受到侵犯	4（1.0）	4（1.0）
患者或家属自身问题	患者或家属醉酒	68（16.4）	126（30.3）
	患者或家属自身问题（情绪、抑郁）	25（6.0）	
	无外显原因	33（7.9）	
医疗纠纷	前期医疗纠纷未得到解决	19（4.6）	19（4.6）

4.2.2.2 恶性医患矛盾事件诱因分析

本书中的恶性医患矛盾事件，是指患方的暴力行为，导致医疗机构服务人员重伤、致残甚至致死的事件。在415起医患矛盾热点事件中，有130起属于恶性医患矛盾热点事件。由表4-4可见，诊疗效果是恶性医患矛盾热点事件的关键诱因，占总体的40.7%，其中患者或家属对治疗效果不满意占比最大，为24.6%；其次是患者死亡，占总体的12.3%。患者或家属自身问题是引发恶性医患矛盾热点事件的第二大诱因，占总体的28.5%，其中，原因未明医患矛盾热点事件占比最大，其次是患者或家属醉酒或情绪、抑郁问题。医患沟通问题是恶性医患矛盾热点事件的第三大诱因，占总体的26.2%。医患纠纷、响应速度、医疗费用、隐私保护引发的医患矛盾热点事件相对较少，合计占总体的12.3%。

表4-4 恶性医患矛盾热点事件直接诱因分析

一级诱因	二级诱因	频次（频率）	合计
诊疗效果	患者或家属对治疗效果不满意	32 (24.6)	53 (40.7)
	患者死亡	16 (12.3)	
	对护士技术水平不满意	5 (3.8)	
医患沟通	患者或家属对医院正常工作不理解	11 (8.5)	34 (26.2)
	医患沟通过程中双方态度问题	11 (8.5)	
	患者或家属对治疗方案存在误解或不满	12 (9.2)	
响应速度	患者或家属对医务人员响应速度不满意	2 (1.5)	2 (1.5)
	患者或家属对等待时间不满意	0 (0)	
医疗费用	患者或家属对医疗费用不满意	2 (1.5)	2 (1.5)
隐私保护	患者或家属感觉隐私受到侵犯	1 (0.8)	1 (0.8)
患者或家属自身问题	患者或家属醉酒	13 (10.0)	37 (28.5)
	患者或家属自身问题（情绪、抑郁）	10 (7.7)	
	无外显原因	14 (10.8)	
医疗纠纷	前期医疗纠纷未得到解决	11 (8.5)	11 (8.5)

4.2.2.3　致死性医患矛盾热点事件诱因分析

患者或家属对诊疗效果不满是引发致死医患矛盾热点事件的主要诱因。在25起致死医矛盾热点事件中，由诊疗效果问题引发的医患矛盾热点事件为13起，占总体的52%，其中，12起事件由患者或家属对治疗效果不满意或手术效果不满意引发，有1起事件由患者死亡引发。在25起致死性医患矛盾热点事件中，有7起与患者或家属自身问题有关，占总体的28%，包括患者或家属醉酒、患者情绪或抑郁问题，以及原因未明袭医。有3起与前期医疗纠纷未得到解决有关，占总体的12%。还有2起与医患沟通有关。

4.3　结论与建议

4.3.1　研究结论

4.3.1.1　三甲医院成为医患矛盾热点事件发生的重灾区

张广有（2013）的研究发现：73.3%以上的三级医院都发生过恶性医患矛盾热点事件，2012年平均每家医院发生的暴力伤医事件达27.3件。[272]陈立富（2015）追踪了2001年至2014年网络新闻报道中的伤医事件，发现三级医院的伤医事件占总体的68.15%[273]。段桂敏等（2016）对2011—2015年发生的132起网络热点袭医事件进行了追踪，研究显示三甲医院成为袭医事件发生的重灾区[274]。本书亦表明三级甲等和二级甲等医院发生医患矛盾热点事件的数量最为集中，分别占总体的50%和25.2%，而发生于三甲医院的医患矛盾热点事件远多于其他类型医院。本书发现与已有研究结论基本吻合。

三甲医院在医疗服务中扮演着重要角色，承担着全社会大部分危重病、疑难病的诊疗和科研工作。由于患者医学知识的局限性、医患之间信息不对称，导致患者形成过高的期望。由于医学的局限性，重大疾病、疑难杂症的诊疗效果往往达不到患者期望的水平，引发患者不满，从而增加了三甲医院医生遭遇患者袭击的风险。当病情恶化或患者死亡时，患方在精神上和经济上将承受巨大压力，会因"人财两空"而迁怒于医方[275]。因此，三甲医院应加强医患沟通，在治愈疾病的同时，重视对患者的人文关怀以及疾病知识的传播，使患者形成合理的期望。

二甲医院往往集中于县级医院，县级医院是县域的医疗中心，在医疗服务中扮演着承上启下的作用，因此，县级医院的患者数量多，患者对疾病的认知不足，对医疗服务质量的期望与医院实际服务能力和服务水平存在差距，易引发患者不满。因此，二甲医院工作重点是一方面提高医疗技术水平，另一方面需要加强医患沟通，消除医患之间的信息不对称。

4.3.1.2 急诊科、住院部、儿科、影像科成为医患矛盾热点事件高发区

医院急诊科作为具有特殊性质的部门，接收的患者数量多，且病情危急，患者家属对诊治时间及质量均要求较高，容易导致护患纠纷出现，给医院造成消极影响[276]，因此，急诊科医患矛盾热点事件的发生风险高于其他科室。本书研究显示，无论从医患矛盾热点事件总体看，还是从恶性医患矛盾热点事件科室分布看，急诊科均成为医患矛盾热点事件雷区，其次是住院部。住院部接收的多数是危重患者，与医生接触的时间最长，一旦病情恶化、抢救无效，将给患者家属带来经济和心理的双重打击，会将负面情绪迁移至医务人员，从而导致医患矛盾热点事件的发生。儿科和影像科的医患矛盾热点事件发生率相当，仅次于住院部。

4.3.1.3 医生和护士成为袭击的主要对象

在伤亡人员中，医护人员的占比最大，高达 89%。究其原因，是因为患者与医务人员的接触点最多。医生是患者疾病诊断与治疗的决策者，而护士是决策的具体执行者，一旦患者认为医疗效果不满意，矛头会首先指向决策的医生和执行决策的护士，因此，医护人员成为患者袭击的主要对象。而在伤亡的医务人员中，医生占多数，其中多数伤亡人员为主任医生、副主任医师或科室骨干。医患矛盾热点事件的频繁曝光，不但使得医生战战兢兢，失去了职业安全感，增加了离职意向，并且对子女的从医意愿进行了负向干预。据不完全统计，78.01% 的医生不愿意子女学医、从医。

4.3.1.4 医患矛盾热点事件诱因复杂，诊疗效果未达预期成主因

暴力医患矛盾热点事件发生原因复杂[277]，陈立富（2015）从医疗和非医疗角度对医患矛盾热点事件诱因进行了分析，患方对医疗效果的不满意是引起医患矛盾热点事件最主要的直接原因，袭医患者大部分经济收入水平低下，社会保障和医疗保障水平较低，处在社会底层，在人才两空的情境下，容易丧失生活信心，激发恶性袭医行为[273]。程和瀚等（2015）研究发现，袭医者以 30 – 50 岁男性为主，绝大部分行凶原因为患者死亡、久病不愈因怀恨而报复，或因疾病折磨和精神疾病发作而行凶[277]。本书的研究结果显示，患者对诊疗效果的不满意依然是恶性医患矛盾热点事件和致死医患矛盾热点事件的关键诱

因，包括患者对治疗效果不满意、患者死亡和患者对医护人员的技术水平不满意。

值得注意的是，患者个人原因引发的医患矛盾热点事件数量高于医患沟通不畅导致的医患矛盾热点事件数量，无论是针对医患矛盾热点事件总体还是针对恶性医患矛盾热点事件，患者个人原因都非常突出，包括患者或家属将疾病本身而产生的抑郁、不满情绪迁移至医务人员，以及患者或家属在醉酒的情况下对医务人员进行袭击，还有部分患者，没有任何动机，却袭击医务人员。医患沟通是引发医患矛盾热点事件的第三大诱因。前期医疗纠纷未得到妥善处理，存在引发医患矛盾热点事件的隐患，在众多诱因中排第四位，在恶性医患矛盾热点事件中所占的比重更高。响应速度、医疗费用及隐私保护不满引发的医患矛盾热点事件较少。

4.3.2　管理建议

4.3.2.1　建立风险预警机制

医院应建立包括风险要素识别—应急预案启动—风险应对三大体系的风险预警机制。风险识别要素包括患者要素和医院要素。重点关注的患者要素包括治疗效果不好、因病致贫、前期存在纠纷的患者以及死亡患者的家属。当患者或家属出现情绪波动时，医生乃至医院应加强医患沟通，并加强其所涉及医生和科室的安保工作。由于三甲医院具有较高的风险，而急诊科、住院部、重症监护室、耳鼻喉科、儿科是医患矛盾热点事件的高发区，因此应加强对三甲医院以及相关科室的安保措施，包括警务常驻医院、加强医院病区和科室监控及加强安保巡逻。医院根据风险要素的综合评级，做好应急预案，并根据医生的及时反馈，确定启动何种等级预案。建议医院配备应急报警设备，当出现紧急情况时，医生能及时、方便地按动按钮，通知安保人员和实现报警。风险发生后，医院应及时发布事件舆情并采取相应的应对措施，避免网络谣言的产生。

4.3.2.2　加强医患双向沟通

医患沟通问题是导致医患矛盾热点事件产生的三大诱因之一。首先，医患沟通不畅，导致患者对治疗效果形成过高期望，而期望一旦未能得到满足，将降低患者对医疗服务感知价值的评价，并提升患者对医疗服务的感知成本，导致患者的不满程度迅速上升，并将极端负面情绪迁移至医生。其次，医患沟通不畅导致患者对治疗方案产生误解，对医生动机进行自利归因。最后，医患沟通不畅亦将降低患者对医务人员服务态度的评价，激发负面情绪产生。

因此，医院在重视提升医生专业技术水平的同时，应加强医务人员沟通技巧的培训，以提升医务人员沟通能力，使患者与医生之间形成有温度的沟通。此外，医院层面应加强与患者之家的沟通，如通过医院宣传资料，官方微信、微博等途径，向患者科普疾病相关知识，促使患者对疾病及治疗效果形成正确的认知和合理的期望。

4.3.2.3 规范网络媒体报道

以政府为主导的传统媒体时代已结束，而以自媒体为主导的网络新媒体时代已经到来。媒体作为舆论先锋，推动医疗纠纷与医患冲突成为时下社会热点，而扭曲的报道往往将医生妖魔化，医生被动接受大众指责，患者对医生失去信任甚至在医疗活动中带有敌意心理[278]。网络围观使得医院医患矛盾热点事件陷入"剧院效应"中，网络意见领袖习惯性将伤医事件的动机指向与民众生活息息相关的看病贵、看病难等现实生活问题，引发集体共感[277]，加重对医生的不信任。因此，媒体进行医患矛盾事件报道时，应秉承客观、专业、负责的原则，减少对医患冲突的渲染性报道，防止由于"破窗效应"导致更多人模仿[280]。新闻管理部门应建立"黑名单"制度和追责制度，对于违反原则的记者和所在单位进行追责。

4.3.2.4 引导患者依法就医

患者及家属法律意识淡漠、医疗纠纷处理机制不健全助推了医患矛盾热点事件的发生。《关于依法惩处涉医违法犯罪维护正常医疗秩序的意见》明确提出了对涉医违法犯罪行为，要依法严肃追求、坚决打击，并提出积极预防和妥善处理医疗纠纷。2015 年 8 月 29 日，第十二届全国人大常委会第十六次会议通过的刑法修正案（九）首次将破坏医疗秩序行为纳入聚众扰乱社会秩序罪，也意味着"医闹"正式入刑。因此各地卫生管理部门应在公共媒体、城乡社区、企事业单位和各级学校等场所，广泛开展以"理性就医、合理用药"为主题的宣传活动，实现重点人群全覆盖[281]。主流媒体加大对优秀医务工作者的宣传力度，提高对医疗保障政策、就医流程等常识的知晓度，帮助患者形成合理预期。进一步打击违法药品广告。

4.3.2.5 回归公立医院公益性

从分析数据来看，引发医患矛盾热点事件的最主要原因并不是医疗费用，而是诊疗效果，但医疗费用问题仍是引发医患矛盾热点事件的间接诱因。对诊疗效果不满意的患者往往会将已支付的治疗成本和产生的治疗效果进行比较。医疗费用越高，患者对诊疗效果的期望越高。而当诊疗效果达不到预期时，患者的不满情绪迅速爆发。然而，目前我国公立医院依然存在大检查、大处方现象[282]。因此，要减少医患矛盾、遏制医患矛盾热点事件，关键是让公立医院回归公益性。政府要承担更多的投入责任，将公立医院补偿由服务收费、药品加成收入和财政补助三个渠道改为服务收费和财政补助两个渠道[283]。政府的核心职能是对医院投入与公益性绩效的考核。

第五章　新媒体视域下医患矛盾热点事件网络舆情传播分类预测研究

2009年年初，我国开启了新一轮医药卫生体制改革，其指导思想是"不断提高全民健康水平，促进社会和谐"，在很大程度上改善了医患关系。2016年全国医疗纠纷数量较2015年下降6.7%，但医患矛盾依然突出，医患矛盾热点事件频发。仅2017年一年，在新浪微博引起公众关注、并引发热议的事件就多达54件。袭医事件的频繁爆发，以及在网络新媒体的广泛传播，使得脆弱的医患关系雪上加霜，不仅降低了医务人员的职业安全感，也使得医生在工作中更趋于选择保守治疗方案，或通过挑选患者来规避风险[284]。2017年，李克强总理在政府工作报告中明确提出，构建和谐医患关系，保护和调动医务人员积极性，提升医务人员获得感。和谐医患关系的实现，从宏观层面依靠政府深化医疗卫生体制改革实现，从微观层面更需要医院及卫生管理部门科学监测和准确预判医疗网络舆情传播态势，根据事件特征和诱因采取相应措施，作出正确舆论引导，加强医患互信、改善医患关系。

在第四章研究中，我们已经厘清了新媒体视域下医患矛盾热点事件的特征和诱因，然而，医患矛盾热点事件舆情在网络新媒体上的传播特征和规律是什么？国内外学者鲜有针对此问题开展相关研究。虽然学者们已开始对医患矛盾舆情开展研究，但主要聚焦于医患矛盾舆情影响因素研究、动力机制研究以及事件特征研究等方面。虽然已有学者针对企业危机事件的微博传播类型与特点开展研究[285]，但由于医疗服务的特殊性以及医患矛盾热点事件诱因的多元性，已有研究成果无法有效指导医院和卫生管理部门的医患矛盾热点事件舆情管理。

本书以新媒体视域下医患矛盾热点事件为研究对象，引入自组织特征映射神经网络和多项式函数拟合两种方法进行定量研究，选取了2011—2018年在微博上引起热议的袭医事件60起作为样本，运用爬虫软件爬取微博网页数据，从第一条报道袭医事件的博文开始，每两小时记录一次新增微博量，采用神经网络SOM模型对博文的数量变化进行聚类，并在MATLAB软件中用多项式函数拟合的方法对数据做预测分析，以达到较好的预测效果。对于医院和卫生管理部门而言，了解医患矛盾热点事件在微博上的传播类型和特征，有助于相关主体在发生医患矛盾热点事件时，科学预测医患矛盾热点事件微博传播规律，有效管理与疏导医患舆情，改善医患关系。

5.1　理论基础

5.1.1　网络舆情监测

随着移动互联网的兴起，微博凭借其大众传播的广泛性和实时性，已成为如今社会主要的舆论场。西蒙（Simon T）等研究表明，在危机期间，微博成为政府、应急反应人员和公众之间沟通的重要渠道，并促进事件的应急管理，同时介绍了在危机中使用微博这类社交媒体的展示活动、使用模式和经验教训[196]。亚瑟（Arthur R）等运用从一个广受欢迎的社交媒体平台（微博）的数据来检测和定位在英国洪水事件中，利用社会感知来观察自然灾害[286]。比恩（Bean H）等调查人们如何理解无线紧急警报（WEAs）和微博长度信息（tweets）通过移动设备传递不熟悉的危险，并指出应用风险和危机传播理论发展的未来方向[287]。

近几年，我国学者对网络舆情的研究主要聚焦于微博舆情监测。王彦慈针对海量微博信息的舆情难以快速获取的问题，提出一种基于云计算的微博舆情流式快速自聚类方法，在横、纵两个方向聚类舆情信息，得到各主题的舆情集合[288]。李凌云等在微博社会感知器网络基础上，提出了针对微博安全事件的实时监测框架，实现了微博事件实时监测系统[289]。裘江南等提出了基于时间扫描统计量的微博中的网络舆情监测方法，解决了目前在突发事件相关的网络舆情监测中舆情爆发时间点无法进行有效判断的问题[290]。孙飞显等研究了一种针对政府的负面网络舆情定量监测方法，论述了针对政府的新浪微博负面网络舆情的判别依据、监测流程、监测指标及其量化方法[291]。刘续乐等以网络微博数据作为研究对象，提出一种基于图的情感基准词选择方法，提高微博情感分类识别的正确率[292]。徐建忠等通过人工构建训练数据集、特征设计和SVM模型训练，建立了判断航天相关微博情感正极性和负极性的方法，对航天相关微博数据进行情感分析，掌握航天事件对舆论的影响[293]。

5.1.2　神经网络应用

神经网络是人工智能的底层模型，其网络算法具有稳定性，应用于模式识别、信号处理、知识工程、专家系统、优化组合等各领域。自组织特征映射网络（Self-Organizing Map，SOM），由芬兰 Helsinki 大学的科厚南（Kohonen. T）教授提出[294]，又称 Kohonen 网络。它是一种基于神经网络的聚类算法，可以对数据进行无监督学习聚类，目前已得到广泛的应用和研究。

杨柳等选用15个影响我国机场分类的关键因素，运用 SOM 神经网络方法，将我国民用机场分类，阐述分析各类别民用机场的特征[295]。许逸凡等运用 SOM 神经网络对2014年上海浦东国际机场的天气进行聚类分析，并按影响程度分成典型五类，为实现航空天气聚类分析及空中交通流量管理自动化提供有益参考[296]。闵晶晶等运用 SOM 神经网络对京津冀地区 2001—2008 年 5—9 月的天气形势进行客观聚类分型，并对各型的环流特征及其主要造成的强对流天气类型进行分析[297]。高涛等运用 SOM 神经网络，对车辆速度分布情况进行聚类分析，总结出各类车型的典型工况[298]。徐静，王勃以人力资源管理风险的内涵为研究对象，通过 SOM 神经网络，建立人力资源管理风险预警模型[299]。杨于峰，余伟萍等运用 SOM 神经网络对品牌丑闻事件在微博上的传播进行研究，将相关博文的数量变化进行聚类分析，分为典型五类，为企业有效监测和应对丑闻事件以及品牌危机提供参考价值[285]。

5.2　研究方法

SOM 神经网络是一种人工神经网络，它使用无监督学习训练把一个高维特征的训练样本映射到低维度（通常是一维或二维）的空间上面。作为一种基于神经网络的聚类算法，对输入数据进行区域分类，具有较强的收敛性。SOM 的拓扑结构如图 5－1 所示，由输入层和竞争层（输出层）两部分组成。输入层为一维，竞争层的神经元可以是一维、二维或是多维。SOM 神经网络一个典型的特性就是可以在一维或者二维的处理单元阵列上形成输入信号的特征拓扑分布，SOM 神经网络具有抽取输入信号模式特征的能力。它应用较多的二维阵列模型由 4 部分组成：

（1）处理单元阵列，用于接受事件输入，并且形成对这些信号的判别函数；

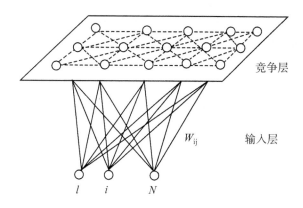

图 5 – 1　SOM 网络的拓扑结构示意图

（2）比较选择机制，用于比较判别函数，并选择一个具有最大函数输出值的处理单元；

（3）局部互连作用，用于同时激励被选择的处理单元及其最邻近的处理单元；

（4）自适应过程，用于修正被激励的处理单元的参数，以增加其对应于特定输入的判别函数的输出值。

SOM 模型的具体学习算法步骤如下：

（1）初始化，赋予 N 个输入神经元到输出神经元 j 较小的连接权值；

（2）提供新的输入模式；

（3）计算欧式距离，即输入样本与每个输出神经元之间的距离；

（4）给出一个周围的临域；

（5）修正输出神经元及其临接神经元的权值；

（6）计算输出 O_k. $O_k = f\ (\min_j \parallel X - W_j \parallel)$；

（7）提供新的学习样本来重复上述学习过程。[285]

5.3　数据收集及处理

本书运用百度搜索引擎工具，以"伤医""杀医""袭医""砍医""殴打医生""辱医"等为关键词进行搜索，对 2011 年 1 月 1 日至 2018 年 7 月 31 日发生的医患矛盾热点事件进行检索，收集目标事件发生过程及后续处理的完整数据，共 403 条事件数据。采用内容分析法对医患矛盾热点事件的网络新闻中提及的诱因进行分析，将医患矛盾热点事件的直接诱因归纳为诊疗效果、医患沟通、响应速度、医疗费用、隐私保护、患者或家属自身问题 6 个方面[274]。依托 Gooseeker 爬虫软件平台，启用 MS 谋数台定义抓取规则后，启动 DS 打印机，以医患矛盾热点事件的关键词（如事发地点 + 内容或对象）搜取相关博文，抓取新浪微博网页数据，记录一周内的博文总量。

由于一般袭医事件在新浪微博上的传播特征不明显、影响程度较低，因此本书以一周内袭医事件在新浪微博的博文总量（热度）为标准，选用 2011—2018 年内引起微博反响较大、博友热烈讨论的 60 起医患矛盾热点事件作为研究样本。该样本囊括了医患矛盾热点事件的五个直接诱因，具有一定代表性。同时参考《人体损伤程度鉴定标准》（司发通〔2013〕146 号），将医患矛盾热点事件按严重程度进行分类，分为轻微伤、轻伤、重伤、致死和严重影响医院秩序等，如表 5 - 1 所示。

本书主要揭示医患矛盾热点事件最开始一周内的舆情态势变化，因此从第一条报道医患矛盾热点事件的博文开始记录，每两小时记录一次新增微博量，并对数据进行累加处理，搜取一周 168 小时的数据量，共 84 组。由于不同的医患矛盾热点事件博文数量存在差异，故将数据进行标准化处理。处理公式为：调整后的标准值 = 100 × （初始值 − Min）/ （Max − Min），其中，Min 和 Max 分别为每起医患矛盾热点事件 84 条数据中的最小值和最大值。

5.4 基于 SOM 神经网络的医患矛盾热点事件网络舆情传播类型

5.4.1 网络样本设计

以 MATLAB 语言构建使用 SOM 神经网络，利用其神经网络工具箱提供的新建、训练、模拟等函数可以方便地完成整个学习过程。根据标准化处理之后的数据，确定网络的输入模式为：

$P_k = (Pk_1, Pk_2, Pk_3, \cdots, Pk_n)$，$k = 1, 2, 3, \cdots, 60$，$n = 84$

即一共有 60 组样本，每个样本中包括 84 个元素。

表 5－1　2012—2017 年热点袭医事件样本

序号	热点事件名称	一周热度/条	直接诱因	严重程度	事件网址	报道来源	报道文章名称	报道日期
1	2014.2.25 江苏省南京市官员伤医事件	10988	隐私保护	重伤二级	https：//www.guancha.cn/society/2014_02_28_209554.shtml	中广网	《南京警方公开"官员夫妇殴打护士"监控视频 称受害人并未瘫痪》	2014 年2 月 28 日
2	2015.2.21 湖北省十堰市官伤医事件	8232	诊疗效果	轻伤二级	https：//m.thepaper.cn/newsDetail_forward_1305283	新华网 李伟	《湖北十堰"法官殴打女医生"事件追踪：涉事书记员被行政拘留》	2015 年2 月 25 日
3	2016.5.5 广东省人民医院暴力伤医事件	7568	患者或家属自身问题	致死	http：//news.sohu.com/20160507/n448138464.shtml	搜狐、南方网	《广东省人民医院被砍 30 多刀医生抢救无效去世》	2016 年5 月 7 日
4	2013.10.25 浙江省温岭市杀医事件	6684	诊疗效果	致死	https：//www.guancha.cn/society/2013_10_25_181074.shtml	浙江在线	《浙江温岭—患者欣伤 3 名医生致 1 死 2 伤 对之前手术结果不满》	2013 年10 月 25 日

续表

序号	热点事件名称	一周热度/条	直接诱因	严重程度	事件网址	报道来源	报道文章名称	报道日期
5	2012.11.13 安徽医科大学第二附属医院砍人事件	3322	诊疗效果	致死	https：//health. qq. com/a/20121114/000011. htm	财新网	《安徽医科二院血案凶手确定 造成一死四伤》	2012 年 11 月 14 日
6	2014.3.5 广东省潮州市辱医事件	2633	诊疗效果	无	http：//roll. sohu. com/20140308/n396248798. shtml	搜狐、新京报	《家属围堵"讨说法"医院曾想息事宁人》	2014 年 3 月 8 日
7	2014.2.17 黑龙江省齐齐哈尔市暴力伤医事件	2348	诊疗效果	致死	http：//www. chinanews. com/sh/2014/02－17/5847685. shtml	中新网 王栋梁 解培华	《黑龙江齐齐哈尔一医生遭钝器殴打致死 当地调查》	2014 年 2 月 17 日
8	2013.9.23 湖南省中医药研究院附属医院伤医事件	2009	诊疗效果	重伤	https：//www. chinacourt. org/article/detail/2013/09/id/1102386. shtml	法制日报 阮占江	《长沙涉嫌砍伤3名护士男子落网 医务人员屡遭侵害引热议》	2013 年 9 月 27 日

续表

序号	热点事件名称	一周热度/条	直接诱因	严重程度	事件网址	报道来源	报道文章名称	报道日期
9	2012.11.29 天津中医药大学第一附属医院杀医事件	1971	患者或家属自身问题	致死	https://news.qq.com/a/20121201/000059.htm	新京报 范春旭	《天津医生遇害 无关医患纠纷 疑犯患抑郁症》	2012年12月1日
10	2017.12.8 湖北省通山县伤医辱医事件	1737	诊疗效果	轻微伤（流产迹象）	https://www.sohu.com/a/209629783_467457	NBTV新闻中心 浮笙	《霸气何来？局长之妻将怀孕女护士踢至先兆流产！他说了一句话让所有人怒了！》	2017年12月10日
11	2014.2.20 浙江大学医学院附属第二医院伤医事件	1717	医患沟通	轻微伤（流产）	https://www.guancha.cn/society/2014_02_22_207872.shtml	今日早报	《浙江34岁高龄怀孕护士遭打患者追打 致先兆流产》	2014年2月22日
12	2012.3.23 黑龙江省哈尔滨市杀医事件	1704	医患沟通	致死	http://epaper.xxcb.cn/XXCBA/html/2012-07/27/content_2632446.htm	红网-潇湘晨报 谭君	《凶手季梦南求医路》	2012年7月27日

续表

序号	热点事件名称	一周热度/条	直接诱因	严重程度	事件网址	报道来源	报道文章名称	报道日期
13	2017.1.5 四川省雅安市伤医事件	851	医患沟通	轻微伤	https：//news.medlive.cn/all/info-news/show-122830_97.html	医脉通综合	《又发伤医事件！今日凌晨四壮汉围殴一名女医生》	2017年1月5日
14	2017.12.4 山东省聊城市辱医伤医事件	753	诊疗效果	轻微伤	https：//www.erhainews.com/n6123477.html	医护交流	《记者打护士！流氓不可怕，就怕流氓有文化》	2017年12月7日
15	2017.6.29 天津市恶性伤医事件	662	诊疗效果	重伤一级	https：//www.bjnews.com.cn/news/2017/06/29/448612.html	新京报刘经宇	《天津市第三中心医院一医生被砍伤 砍人者已被采取刑事强制措施》	2017年6月29日
16	2017.2.16 江苏省恶性伤医事件	653	患者或家属自身问题	重伤二级	https：//www.sohu.com/a/216297858_100005895	澎湃新闻	《"南京暴力伤医案"终于真相大白，原因实在想不到……》	2018年1月12日

续表

序号	热点事件名称	一周热度/条	直接诱因	严重程度	事件网址	报道来源	报道文章名称	报道日期
17	2012.5.5 湖北省荆州市醉酒伤医事件	574	患者或家属自身问题	轻微伤	https://health.sohu.com/20120507/n342566418.shtml	搜狐、新京报	《患者跳下手术台追打医生 当事医生称因正常问询》	2012年5月7日
18	2017.7.11 黑龙江省鸡西市持刀伤医事件	473	医患沟通	严重扰乱医院秩序	https://www.cn-healthcare.com/articlewm/20170712/content-1015915.html	健康界、呼叫医生	《鸡西医院发生持刀劫持护士嫌疑人被击毙》	2017年7月12日
19	2016.11.22 山西省长治市伤医事件	438	患者或家属自身问题	重伤	https://www.thepaper.cn/newsDetail_forward_1566095	澎湃新闻 周宽玮 王亚辉	《山西女医生被男子刺9刀心脏破裂，院方：暴力伤医非医疗纠纷》	2016年11月22日
20	2016.4.17 广东省东莞市常平镇伤医事件	426	响应速度	轻微伤	https://www.sohu.com/a/70847982_162758	搜狐、光明网	《疑因未允患者优先就诊要求一怀孕儿科医生声称被殴打》	2016年4月22日

续表

序号	热点事件名称	一周热度/条	直接诱因	严重程度	事件网址	报道来源	报道文章名称	报道日期
21	2018.2.10 江苏省淮安市袭医事件	406	响应速度	轻微伤	https：//weibo.com/1280984084/G2FyH2bZE？refer_flag=1001030103_&type=comment	新浪微博 ZPshow 是山百凡人	《江苏省淮安市第一人民医院发生一起伤医事件》	2018 年 2 月 11 日
22	2015.1.14 四川省古蔺县伤医事件	390	患者或家属自身问题	轻微伤（流产）	https：//sichuan.scol.com.cn/lzxw/201501/9977403.html	华西都市报 刘波	《三男子殴打护士致流产 当事护士恢复良好开始进食》	2015 年 1 月 19 日
23	2016.5.16 山东省曲阜市暴力伤医事件	362	医患沟通	轻微伤	https：//news.china.com/social/pic/11142797/20160524/22722647.html	中华网	《山东一医生遭病患家属暴打》	2016 年 5 月 24 日
24	2015.11.1 河南省长葛市伤医事件	358	患者或家属自身问题	重伤	https：//www.thepaper.cn/newsDetail_forward_1391811	澎湃新闻	《河南一女医生被砍 7 刀 行凶者与医生无任何瓜葛》	2015 年 11 月 2 日

续表

序号	热点事件名称	一周热度/条	直接诱因	严重程度	事件网址	报道来源	报道文章名称	报道日期
25	2016.1.3 四川省德阳市伤医事件	339	响应速度	轻伤二级	http://www.xinhuanet.com/politics/2016-01/06/c_12859918.6.htm	华西都市报 韩建平	《医生凌晨出诊3分钟到 患者家属嫌慢将其腰踹打折》	2016年1月6日
26	2013.9.9 深圳市宝安区恶性伤医事件	336	医患沟通	轻伤	http://news.sohu.com/20130912/n386406296.shtml	搜狐、环球时报	《怀孕护士凌晨巡房惹病人家属反感遭拳打脚踢》	2013年9月12日
27	2017.4.23 南京市溧水区卫生院伤医事件	322	诊疗效果	轻微伤	https://www.sohu.com/a/138164098_183333	搜狐、江苏新闻	《南京两名护士被家长踹翻在地，爬起后不忘给孩子拔出针头》	2017年5月4日
28	2014.4.19 江苏省沭阳县伤医事件	321	隐私保护	轻伤二级	http://opinion.people.com.cn/n/2014/0421/c1003-24923235.html	人民网 汪代华	《妇产科男医生查房后遭暴打 悲剧何时不再》	2014年4月21日

续表

序号	热点事件名称	一周热度/条	直接诱因	严重程度	事件网址	报道来源	报道文章名称	报道日期
29	2017.6.15 山东省惠民县医闹伤医事件	290	诊疗效果	严重扰乱医院秩序和致医生轻微伤	http://www.mnw.cn/news/shehui/1823379.html	大众网	《山东惠民县人民医院医闹事件：被迫赔30万 县公安局长被免》	2017年8月22日
30	2016.3.4 上海市静安区伤医事件	288	患者或家属自身问题	轻微伤	https://www.sohu.com/a/62116434_117056	搜狐胶东在线	《上海急诊医生深夜被打缝7针 施暴者已被控制》	2016年3月6日
31	2017.2.1 陕西省森工医院伤医事件	274	医患沟通	轻微伤	http://news.cyol.com/content/2017-02/04/content_15464006.htm	中国新闻网	《西安一官员殴打女护士 受到党内严重警告处分》	2017年2月4日
32	2015.6.11 河南省中牟县恶性伤医事件	270	患者或家属自身问题	致死	https://www.sohu.com/a/18702291_115402	搜狐、新华网	《中牟一妇产科医生坐诊时被捅数刀身亡 凶手来历不明》	2015年6月13日

续表

序号	热点事件名称	一周热度/条	直接诱因	严重程度	事件网址	报道来源	报道文章名称	报道日期
33	2015.6.7 云南省昆明市暴力伤医事件	264	患者或家属自身问题	重伤	http://yuqing.people.com.cn/n/2015/0608/c394871-27117822.html	央广网陈鸿燕	《昆明医科大学第一附属医院发生严重伤医事件 一护士遭砍成重伤》	2015年6月8日
34	2017.8.6 广东省肇庆市端州区袭医事件	227	诊疗效果	轻微伤	https://www.sohu.com/a/162839557_351545	搜狐护理人	《突发丨肇庆一护士被众人当众掌掴？请尊重和保护他们！！！》	2017年8月7日
35	2017.12.17 四川省宜宾市暴力伤医事件	221	诊疗效果	轻伤二级	https://www.sohu.com/a/211023516_139908	搜狐健康界	《宜宾二医院一女医生被砍伤 嫌疑人提前备好菜刀》	2017年12月17日
36	2017.6.4 浙江省慈溪市暴力伤医事件	206	诊疗效果	轻伤二级	https://www.sohu.com/a/146587726_267160	搜狐中国医学博士联络站	《人性的光辉与阴暗：评慈溪市中心医院伤医事件》	2017年6月6日

续表

序号	热点事件名称	一周热度/条	直接诱因	严重程度	事件网址	报道来源	报道文章名称	报道日期
37	2017.11.2湖北省来凤县医闹事件	193	诊疗效果	严重扰乱医院秩序	https://www.sohu.com/a/20191587 1_377326	搜狐 医学界	《"医闹"袭击儿科！砸光电脑，停尸门诊，连危重患儿都被迫转院……》	2017年11月2日
38	2016.3.21安徽省淮北市杜集区杀医事件	179	患者或家属自身问题	致死	https://news.medlive.cn/all/info-news/show-93128.html	医脉通综合	《残忍！淮北一医生被砍身亡》	2016年3月22日
39	2017.4.6湖北省广水市伤医事件	178	诊疗效果	重伤一级	http://news.jstv.com/a/20170409/14917183342 39.shtml	新京报 曾金秋	《产妇抢救无效身亡家属打伤医生2人被拘》	2017年4月9日
40	2016.10.4浙江省长兴县伤医事件	173	患者或家属自身问题	轻伤二级	https://www.sohu.com/a/11558434 8_355456	搜狐 天津族	《医生被患者打得鲜血直流！20小时后，他穿着病号服做了一件事…》	2016年10月8日

续表

序号	热点事件名称	一周热度/条	直接诱因	严重程度	事件网址	报道来源	报道文章名称	报道日期
41	2014.2.25 北京大学深圳医院伤医事件	163	响应速度	轻微伤	http://news.sina.cn/o/2014-02-27/071929575850.shtml?from=www.hao10086.com	大洋网、广州日报	《心寒　就诊捅队不成　男子打伤护士》	2014年2月27日
42	2016.10.10 四川省骨科医院伤医事件	157	医患沟通	轻微伤	http://news.cnr.cn/native/gd/20161012/t20161012_523191448.shtml	四川新闻网刘佩佩	《成都患者家属扇护士耳光医院：打人者已道歉》	2016年10月12日
43	2015.6.27 上海市瑞金医院伤医事件	145	医患沟通	轻微伤	http://www.xinhuanet.com/politics/2015-06/28/c_127958401.htm	新闻晨报殷立勤	《上海女病人要求开一个月病假条遭拒后掌捆医生》	2015年6月28日
44	2017.4.22 江苏省靖江市杀医事件	135	诊疗效果	致死	https://www.sohu.com/a/150153031_260616	搜狐、澎湃新闻	《江苏靖江名医被杀案嫌犯被批捕：要求再次治疗遭拒后报复行凶》	2017年6月19日

续表

序号	热点事件名称	一周热度/条	直接诱因	严重程度	事件网址	报道来源	报道文章名称	报道日期
45	2017.8.15 黑龙江省医院袭医事件	122	诊疗效果	轻微伤	https://news.ifeng.com/a/20170815/51642207_0.shtml?_zbs_baidu_news	中国新闻网	《哈尔滨发生伤医事件：患者持剪刀从背后突袭医生》	2017年8月15日
46	2017.3.23 成都市一医院袭医事件	117	患者或家属自身问题	轻微伤	https://www.sohu.com/a/130332896_119038	搜狐、中国青年网	《成都警方通报：殴打医生男子被行政拘留14天》	2017年3月26日
47	2017.7.21 成都市传染病医院暴力袭医事件	106	诊疗效果	轻伤二级	https://www.thepaper.cn/newsDetail_forward_1741914	澎湃、宁芝 封面新闻	《因输液滴壶有空气，成都一患者家属殴打护士致其缝7针》	2017年7月25日
48	2017.9.1 安徽省六安市袭医事件	99	隐私保护	轻伤二级	https://www.sohu.com/a/212133863_127477	搜狐、六安新闻网	《暴力伤医一审宣判以寻衅滋事罪判刑几个月》	2017年12月22日

续表

序号	热点事件名称	一周热度/条	直接诱因	严重程度	事件网址	报道来源	报道文章名称	报道日期
49	2017.8.5 山西省太原市伤医事件	94	患者或家属自身问题	轻微伤	https://www.thepaper.cn/newsDetail_forward_1764886	澎湃新闻 刘楚 李钊	《太原医生扶酒后昏倒患者起床被打昏迷，警方：不属医患纠纷》	2017年8月17日
50	2017.3.21 山东省威海市文登区伤医事件	89	医患沟通	轻伤二级	http://www.bjnews.com.cn/news/2017/03/22/437371.html	新京报 王煜	《山东文登一医生被患者持刀捅伤 行凶者被警方控制》	2017年3月22日
51	2017.3.24 重庆市彭水自治县袭医事件	86	医患沟通	轻微伤	https://cq.qq.com/a/20170329/030676.htm	慢新闻－重庆晚报 夏祥洲	《重庆彭水医生指错路被打事件 独家内幕在这里》	2017年3月29日
52	2017.1.17 南京军区南京总医院伤医事件	86	患者或家属自身问题	轻微伤	https://www.sohu.com/a/124755463_464409	搜狐 医联APP	《军队医院发生伤医事件 请给医生一个坚持下去的理由》	2017年1月19日

续表

序号	热点事件名称	一周热度/条	直接诱因	严重程度	事件网址	报道来源	报道文章名称	报道日期
53	2016.5.17 湖南省长沙市伤医事件	86	医患沟通	轻伤	https://www.sohu.com/a/76418739_260616	搜狐、澎湃新闻	《湖南一男子不愿母亲当天转院，踢飞椅子致女医生鼻骨骨折》	2016年5月20日
54	2017.2.7 福建省暴力伤医事件	83	诊疗效果	轻微伤	https://www.sohu.com/a/125702206_349398	搜狐、福州晚报	《突发！今早一七旬癌症患者于省肿瘤医院暴力伤医！警方已介入》	2017年2月7日
55	2017.3.21 河北省三河市伤医事件	73	医患沟通	轻微伤	https://www.sohu.com/a/129963760_116897	搜狐、中国网	《派出所副所长转任医生 官方回应：事件正相还在调查请网友理性对待》	2017年3月23日
56	2017.7.17 湖南省邵东县医患互殴事件	70	响应速度	轻微伤	https://weibo.com/5111006059/Fd8JC2vHm?type=comment	微博、青年力	《疑捕队就医被拒，夫妻俩跟医生大打出手》	2017年7月19日

续表

序号	热点事件名称	一周热度/条	直接诱因	严重程度	事件网址	报道来源	报道文章名称	报道日期
57	2017.8.5 四川省邻水县辱医伤医事件	57	医患沟通	轻伤一级	https://www.thepaper.cn/newsDetail_forward_1764069	澎湃新闻 刘楚 荣思嘉	《四川邻水一医院多名患者家属打医生，一人被行拘其余人仍在查》	2017年8月15日
58	2017.11.7 河南省新乡恶性伤医闹事件	51	诊疗效果	严重扰乱医院秩序	https://henan.qq.com/a/20171121/009221.htm?mobile	东方今报社	《新乡发生恶性医闹事件 警方处理31名当事人》	2017年11月21日
59	2017.10.15 吉林省四平市恶性伤医事件	50	患者或家属自身问题	致死	https://news.medlive.cn/all/info-news/show-134989_97.html	医脉通 王喵	《哀悼！四平恶性伤医事件中，重伤医生在抢救19天后还是去了》	2017年11月4日
60	2017.7.12 河南省周口市袭医事件	49	患者或家属自身问题	轻伤一级	https://henan.qq.com/a/20170713/042610.htm	大河报 于扬 李玉坤	《周口一医急救拉回病人一条命 反遭家属殴打致昏迷》	2017年7月13日

5.4.2　聚类结果

使用 MATLAB R2017a 的 SOM 神经网络工具箱，进行编程后，对标准化处理后的每条 84 个元素的 60 组数据进行聚类，总共得到八种聚类结果。根据得到的聚类结果的曲线走势对其命名，分别为：陡崖型、瀑布型、曲折型、险峻型、突变型、海浪型、陡坡型和长坡型（如图 5 - 2 到图 5 - 9）。

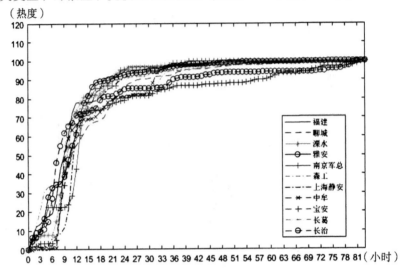

图 5 - 2　陡崖型医患矛盾热点事件微博传播聚类结果

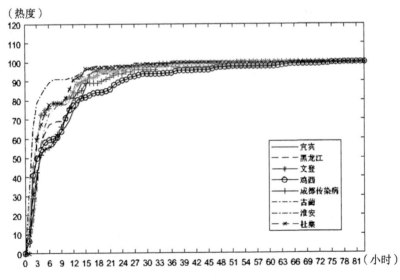

图 5 - 3　瀑布型医患矛盾热点事件微博传播聚类结果

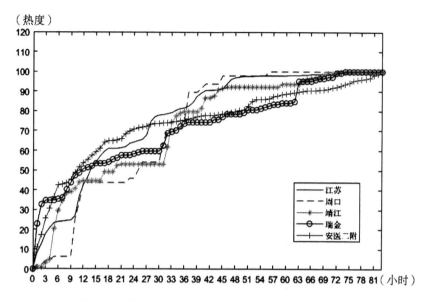

图 5 - 4　曲折型医患矛盾热点事件微博传播聚类结果

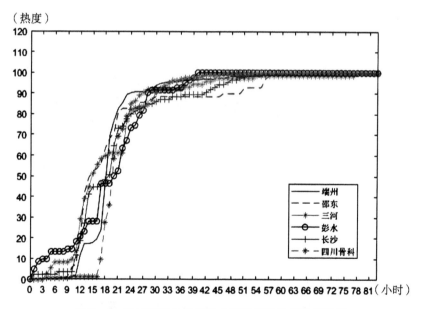

图 5 - 5　险峻型医患矛盾热点事件微博传播聚类结果

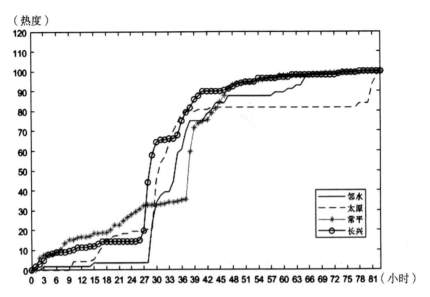

图 5-6　突变型医患矛盾热点事件微博传播聚类结果

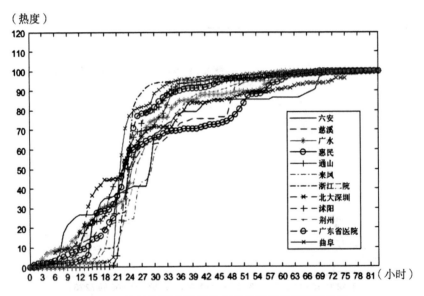

图 5-7　海浪型医患矛盾热点事件微博传播聚类结果

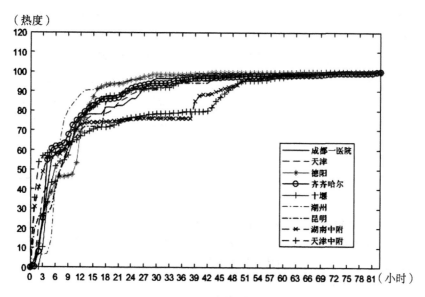

图 5-8　陡坡型医患矛盾热点事件微博传播聚类结果

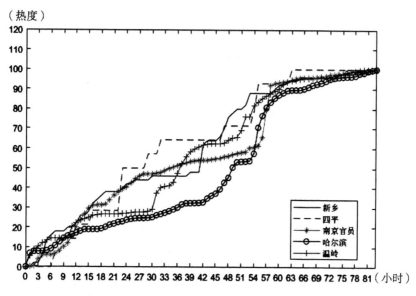

图 5-9　长坡型医患矛盾热点事件微博传播聚类结果

经过 SOM 神经网络算法，根据其在新浪微博上的博文动态变化数量，将 60 起医患矛盾热点事件分为了八种类型。由图 5-2 至图 5-9 可以看出，这八种类型的曲线大致走势呈现出明显的差异，且同种类型的医患矛盾热点事件曲线具有相似的走势。陡崖型、瀑布型、曲折型、险峻型、突变型、海浪型、长坡型和缓坡型这八种类型都是根据曲线大致走势命名，从图中可以看出每种类型医患矛盾热点事件的微博传播曲线有不同的特征（如表 5-2 所示）。由此表明，SOM 神经网络的聚类功能和效果良好。

表 5-2　SOM 聚类结果及曲线特征

序号	类别	医患矛盾热点事件	曲线特征
1	陡崖型	12.17 四川宜宾暴力伤医事件、8.15 黑龙江省医院袭医事件、3.21 山东文登伤医事件、7.11 黑龙江鸡西持刀伤医事件、7.21 成都传染病医院暴力袭医事件、1.14 四川古蔺伤医事件、2.10 江苏淮安袭医事件、3.21 安徽杜集杀医事件	在前 12 小时左右出现微博发布的高峰期，随后 6 小时左右微博增长速度突然下降，之后 6 小时左右微博增长速度上升，而后逐步缓慢增长
2	瀑布型	2.7 福建暴力伤医事件、12.4 山东聊城辱医伤医事件、4.23 南京市溧水区卫生院伤医事件、1.5 四川雅安伤医事件、1.17 南京军区南京总医院伤医事件、2.1 陕西省森工医院伤医事件、3.4 上海静安伤医事件、6.11 河南中牟恶性伤医事件、9.9 深圳宝安恶性伤医事件、11.1 河南长葛伤医事件、11.22 山西长治伤医事件	前期增长速度较缓，12 小时左右微博增长速度急剧上升，而后逐步缓慢增长
3	曲折型	2.16 江苏恶性伤医事件、7.12 河南周口袭医事件 4.22 江苏靖江杀医事件、6.27 上海瑞金医院伤医事件、11.13 安医二附院砍人事件	处于在前期迅速增长，然后增长趋势变缓甚至趋近于 0 的交替变换增长过程
4	险峻型	8.6 广东肇庆端州袭医事件、7.17 湖南邵东医患互殴事件、3.21 河北省三河伤医事件、3.24 重庆彭水袭医事件、5.17 湖南长沙伤医事件、10.10 四川省骨科医院伤医事件	在前期缓慢增长，处于酝酿阶段，随后在 24—48 小时的时间段左右出现微博发布的高峰期，而后逐步缓慢增长

续表

序号	类别	医患矛盾热点事件	曲线特征
5	突变型	8.5 四川邻水辱医伤医事件、8.5 山西太原伤医事件、4.17 广东常平伤医事件、10.4 浙江长兴伤医事件	在前 30 小时左右增长速度较缓慢，之后 2 小时左右增长速度小幅度上升，直至前 54 小时左右又几乎不增长，到 54—72 小时出现微博发布的高峰期，而后逐步缓慢增长
6	海浪型	9.1 安徽六安袭医事件、6.4 浙江慈溪暴力伤医事件、4.6 湖北广水伤医事件、6.15 山东惠民医闹伤医事件、12.8 湖北通山伤医辱医事件、11.2 湖北来凤医闹事件、2.20 浙医二院伤医事件、2.25 北大深圳医院伤医事件、4.19 江苏沭阳伤医事件、5.5 湖北荆州醉酒伤医事件、5.5 广东省人民医院暴力伤医事件、5.16 山东曲阜暴力伤医事件	微博数量在前 42 小时左右增长一般，42 小时后猛然增长，逐步交替变换增长
7	陡坡型	3.23 成都一医院袭医事件、6.29 天津恶性伤医事件、1.5 四川德阳伤医事件、2.17 黑龙江齐齐哈尔暴力伤医事件、2.21 湖北十堰法官伤医事件、3.5 广东潮州辱医事件、6.7 云南昆明暴力伤医事件、9.23 湖南中医药附院伤医事件、11.29 天津中附杀医事件	微博数量在前 6 小时左右急剧上升，中间有短暂停歇期，逐步平稳增长
8	长坡型	11.7 河南新乡恶性医闹事件、10.15 吉林四平恶性伤医事件、2.25 江苏南京官员伤医事件、3.23 黑龙江哈尔滨杀医事件、10.25 浙江温岭杀医事件	微博数量增长速度平稳，持续时间长，120 小时后增长缓慢

5.4.3　微博传播类型与医患矛盾热点事件特征相关性分析

医患矛盾热点事件特征包括事件后果严重性、事件诱因。为了探索医患矛盾热点事件微博传播类型与事件后果严重性的关系，本书以医患矛盾热点事件微博传播类型为自变量，以医患矛盾热点事件后果严重性为因变量，做单因素方差分析，分析结果显示，不同传播类型的医患矛盾热点事件，其后果严重程度存在显著差异（$P = 0.027$）。微博传播类型为长坡型的医患矛盾热点事件后果严重性（Mean = 4.00）显著高于陡崖型（M = 2.63）、瀑布型（Mean = 2.73）、险峻型（Mean = 2.17）、突变型（Mean = 2.5）和海浪型（Mean = 2.58）；陡坡型的医患矛盾热点事件后果严重性（Mean = 3.75）显著高于陡崖型（M = 2.63）、险峻型（Mean = 2.17）和海浪型（Mean = 2.58）；曲折型（Mean = 3.80）的医患矛盾热点事件后果严重性显著高于险峻型（Mean = 2.17）和海浪型（Mean = 2.58），详见表 5 - 3。

以上分析显示，不同传播类型的医患矛盾热点事件，导致的后果严重程度不同，长坡型、陡坡型和曲折型医患矛盾热点事件的严重程度更高，多数为重伤或致死。因此，我们将重伤或致死事件作为高严重性组，将其他事件作为低严重性组。将热度分为 6 个等级，5000 以上赋值为"6"，2000 - 5000 赋值为"5"，1000 - 2000 赋值为"4"，500 - 1000 赋值为"3"，100 - 500 赋值为"2"，100 以内赋值为"1"。以严重性高低为自变量、以一周热度为因变量，做单因素方差分析，分析结果显示，后果严重性高的医患矛盾热点事件的一周热度显著高于后果严重性低的医患矛盾热点事件（$Mean_{高} = 3.44$，$Mean_{低} = 2.05$，$p = 0.000$）。以医患矛盾热点事件诱因为自变量，以一周热度为因变量，做单因素方差分析，分析结果显示，由诊疗效果引发的医患矛盾热点事件一周热度显著高于非诊疗效果原因导致的医患矛盾热点事件（$Mean_{诊疗效果} = 3.05$，$Mean_{非诊疗效果} = 2.15$，$p = 0.020$）。

将医患矛盾热点事件诱因与微博传播类型做交叉表分析，卡方检验结果显示，医患矛盾热点事件诱因与微博传播类型没有相关性。

表 5 - 3　多重比较

	(I) 八种微博传播类型	(J) 八种微博传播类型	均值差 (I - J)	标准误	显著性	95% 置信区间 下限	上限
LSD	陡崖型	瀑布型	- 0.102	0.517	0.844	- 1.14	0.94
		曲折型	- 1.175	0.634	0.070	- 2.45	0.10

	（I）八种微博传播类型	（J）八种微博传播类型	均值差（I－J）	标准误	显著性	95% 置信区间	
						下限	上限
LSD	陡崖型	险峻型	0.458	0.601	0.449	－0.75	1.66
		突变型	0.125	0.681	0.855	－1.24	1.49
		海浪型	0.042	0.508	0.935	－0.98	1.06
		陡坡型	－1.125*	0.556	0.048	－2.24	－0.01
		长坡型	－1.375*	0.634	0.035	－2.65	－0.10
	瀑布型	陡崖型	0.102	0.517	0.844	－0.94	1.14
		曲折型	－1.073	0.600	0.080	－2.28	0.13
		险峻型	0.561	0.565	0.325	－0.57	1.69
		突变型	0.227	0.649	0.728	－1.08	1.53
		海浪型	0.144	0.464	0.758	－0.79	1.08
		陡坡型	－1.023	0.517	0.053	－2.06	0.01
		长坡型	－1.273*	0.600	0.039	－2.48	－0.07
	曲折型	陡崖型	1.175	0.634	0.070	－0.10	2.45
		瀑布型	1.073	0.600	0.080	－0.13	2.28
		险峻型	1.633*	0.674	0.019	0.28	2.99
		突变型	1.300	0.746	0.088	－0.20	2.80
		海浪型	1.217*	0.592	0.045	0.03	2.41
		陡坡型	0.050	0.634	0.937	－1.22	1.32
		长坡型	－0.200	0.704	0.777	－1.61	1.21
	险峻型	陡崖型	－0.458	0.601	0.449	－1.66	0.75
		瀑布型	－0.561	0.565	0.325	－1.69	0.57
		曲折型	－1.633*	0.674	0.019	－2.99	－0.28
		突变型	－0.333	0.718	0.644	－1.77	1.11

	（I）八种微博传播类型	（J）八种微博传播类型	均值差（I－J）	标准误	显著性	95% 置信区间	
						下限	上限
LSD	险峻型	海浪型	－ 0.417	0.556	0.457	－ 1.53	0.70
		陡坡型	－ 1.583 *	0.601	0.011	－ 2.79	－ 0.38
		长坡型	－ 1.833 *	0.674	0.009	－ 3.19	－ 0.48
	突变型	陡崖型	－ 0.125	0.681	0.855	－ 1.49	1.24
		瀑布型	－ 0.227	0.649	0.728	－ 1.53	1.08
		曲折型	－ 1.300	0.746	0.088	－ 2.80	0.20
		险峻型	0.333	0.718	0.644	－ 1.11	1.77
		海浪型	－ 0.083	0.642	0.897	－ 1.37	1.21
		陡坡型	－ 1.250	0.681	0.072	－ 2.62	0.12
		长坡型	－ 1.500 *	0.746	0.050	－ 3.00	0.00
	海浪型	陡崖型	－ 0.042	0.508	0.935	－ 1.06	0.98
		瀑布型	－ 0.144	0.464	0.758	－ 1.08	0.79
		曲折型	－ 1.217 *	0.592	0.045	－ 2.41	－ 0.03
		险峻型	0.417	0.556	0.457	－ 0.70	1.53
		突变型	0.083	0.642	0.897	－ 1.21	1.37
		陡坡型	－ 1.167 *	0.508	0.026	－ 2.19	－ 0.15
		长坡型	－ 1.417 *	0.592	0.020	－ 2.61	－ 0.23
	陡坡型	陡崖型	1.125 *	0.556	0.048	0.01	2.24
		瀑布型	1.023	0.517	0.053	－ 0.01	2.06
		曲折型	－ 0.050	0.634	0.937	－ 1.32	1.22
		险峻型	1.583 *	0.601	0.011	0.38	2.79
		突变型	1.250	0.681	0.072	－ 0.12	2.62
		海浪型	1.167 *	0.508	0.026	0.15	2.19
		长坡型	－ 0.250	0.634	0.695	－ 1.52	1.02

续表

（I）八种微博传播类型	（J）八种微博传播类型	均值差（I－J）	标准误	显著性	95% 置信区间	
					下限	上限
LSD 长坡型	陡崖型	1.375*	0.634	0.035	0.10	2.65
	瀑布型	1.273*	0.600	0.039	0.07	2.48
	曲折型	0.200	0.704	0.777	−1.21	1.61
	险峻型	1.833*	0.674	0.009	0.48	3.19
	突变型	1.500*	0.746	0.050	0.00	3.00
	海浪型	1.417*	0.592	0.020	0.23	2.61
	陡坡型	0.250	0.634	0.695	−1.02	1.52
Tamhane 陡崖型	瀑布型	−0.102	0.536	1.000	−2.14	1.93
	曲折型	−1.175	0.719	0.986	−4.46	2.11
	险峻型	0.458	0.452	1.000	−1.51	2.42
	突变型	0.125	0.510	1.000	−2.02	2.27
	海浪型	0.042	0.524	1.000	−1.96	2.04
	陡坡型	−1.125	0.557	0.840	−3.27	1.02
	长坡型	−1.375	0.881	0.994	−5.88	3.13

注：＊表示均值差的显著性水平为 0.05。

5.5　新媒体视域下医患矛盾热点事件网络舆情传播趋势预测

　　如今微博逐渐成为医患矛盾热点事件网络舆情的重要载体，医患矛盾热点事件在网络上的传播加深了医患矛盾，使其陷入恶性循环。而动态地监测医患矛盾热点事件在微博上的传播趋势和变化，有利于涉事医院及卫生管理部门在医患矛盾热点事件曝光后及时采取应对措施，同时利用事实数据科学预测医患矛盾热点事件微博传播规律，有效管理与疏导医患舆情，改善医患关系。本书选取陡崖型、瀑布型、曲折型和陡坡型为例，进行预测分析。

5.5.1 陡崖型医患矛盾热点事件网络舆情传播趋势预测

选取第一聚类即陡崖型医患矛盾热点事件作为样本，取 8 个医患矛盾热点事件的微博数据的平均值，将其作为预测数据，利用 MATLAB R2017a 中的 cftool 工具箱做指数函数拟合并进行预测。选用 84 个数据的前 70 个数据作拟合，确定出拟合模型，后 14 个数据作为预测结果检验数据。如图 5 - 10 所示，fit 1 为拟合曲线，y vs. x 为原数据点。

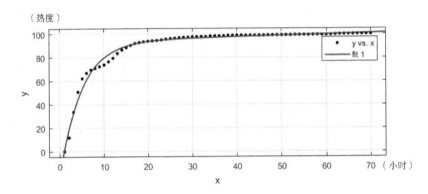

图 5 - 10　陡崖型医患矛盾热点事件数据拟合

多项式函数的拟合模型是：

$$f(x_1) = 93.39 \times \exp(0.001092 \times x_1) - 112.8 \times \exp(-0.204 \times x_1)$$

x_1 为数据观察点，以每 2 小时为一个观察点，$f(x_1)$ 为该观察点下标准化处理后的相关博文数量值。

模型的拟合中，R^2（R-square）为 0.9852，误差平方和（SSE）为 377.7，调整后 R^2（Adjusted R-square）为 0.9846，方根误差（RMSE）为 2.392。

如表 5 - 4 所示，拟合的预测数据值与实际值几乎一致，相对误差最大为 1.9055%，最小为 0.77%，预测第 71 条到第 84 条数据走势与实际走势完全吻合，说明陡崖型医患矛盾热点事件模型的预测效果较好。

表 5 - 4　陡崖型拟合值与实际值比较

预测点	拟合预测值	实际值	相对误差
71	100.5967	99.8280	0.7700%
72	100.6968	99.8590	0.8390%

预测点	拟合预测值	实际值	相对误差
73	100.7970	99.8918	0.9062%
74	100.8973	99.9188	0.9793%
75	100.9976	99.9188	1.0796%
76	101.0981	99.9729	1.1255%
77	101.1987	99.9729	1.2261%
78	101.2994	99.9729	1.3268%
79	101.4001	100.0000	1.4001%
80	101.5010	100.0000	1.5010%
81	101.6020	100.0000	1.6020%
82	101.7031	100.0000	1.7031%
83	101.8042	100.0000	1.8042%
84	101.9055	100.0000	1.9055%

5.5.2　瀑布型医患矛盾热点事件网络舆情传播趋势预测

选取第二聚类即瀑布型医患矛盾热点事件作为样本，取 11 个医患矛盾热点事件的微博数据的平均值，将其作为预测数据，利用 MATLAB R2017a 中的 cftool 工具箱做多项式函数拟合并进行预测。选用 84 个数据的前 70 个数据作拟合，确定出拟合模型，后 14 个数据作为预测结果检验数据。如图 5 - 11 所示，fit 2 为拟合曲线，y vs. x 为原数据点。

指数函数的拟合模型是：

$$f(x_2) = (-1.156e - 05) x_{24} + 0.002763 x_{23} - 0.2373 x_{22} + 8.783 x_2 - 22.33$$

x_2 为数据观察点，以每 2 小时为一个观察点，$f(x_2)$ 为该观察点下标准化处理后的相关博文数量值。

模型的拟合中，R^2（R-square）为 0.977，误差平方和（SSE）为 1356，调整后 R^2（Adjusted R-square）为 0.9756，方根误差（RMSE）为 4.568。

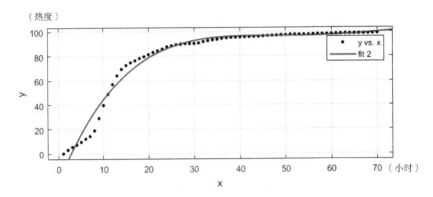

（热度）

图 5 – 11　瀑布型医患矛盾热点事件数据拟合

　　如表 5 – 5 所示，拟合的预测数据值与实际值几乎一致，相对误差最大为 3.06%，最小为 1.3401%，预测第 71 条到第 84 条数据走势与实际走势完全吻合，这说明瀑布型医患矛盾热点事件模型的预测效果较好。

表 5 – 5　瀑布型医患矛盾热点事件拟合值与实际值比较

预测点	拟合预测值	实际值	相对误差
71	100.1828	98.8402	1.3401%
72	100.5052	98.9306	1.5666%
73	100.8276	99.0648	1.7483%
74	101.1463	99.1315	1.9919%
75	101.4575	99.2729	2.1532%
76	101.7571	99.2850	2.4294%
77	102.0408	99.2850	2.7007%
78	102.3039	99.3088	2.9277%
79	102.5415	99.4037	3.0600%
80	102.7484	99.9145	2.7581%
81	102.9191	99.9609	2.8743%
82	103.0478	99.9609	2.9956%
83	103.1286	100.0000	3.0337%
84	103.1551	100.0000	3.0586%

5.5.3 曲折型医患矛盾热点事件网络舆情传播趋势预测

选取第三聚类即曲折型医患矛盾热点事件作为样本，取 5 个医患矛盾热点事件的微博数据的平均值，将其作为预测数据，利用 MATLAB R2017a 中的 cftool 工具箱做多项式函数拟合并进行预测。选用 84 个数据的前 70 个数据作拟合，确定出拟合模型，后 14 个数据作为预测结果检验数据。如图 5 - 12 所示，fit 3 为拟合曲线，y vs. x 为原数据点。

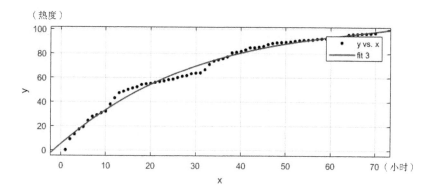

图 5 - 12　曲折型医患矛盾热点事件数据拟合

多项式函数的拟合模型是：

$$f(x_3) = 0.0001973x_{33} - 0.04018x_{32} + 3.166x_3 + 5.273$$

x_3 为数据观察点，以每 2 小时为一个观察点，$f(x_3)$ 为该观察点下标准化处理后的相关博文数量值。

模型的拟合中，R^2（R-square）为 0.9872，误差平方和（SSE）为 584.7，调整后 R^2（Adjusted R-square）为 0.9866，方根误差（RMSE）为 2.977。

如表 5 - 6 所示，拟合的预测数据值与实际值几乎一致，相对误差最大为 4.441%，最小为 0.8448%，预测第 71 条到第 84 条数据走势与实际走势完全吻合，这说明曲折型医患矛盾热点事件模型的预测效果较好。

表 5 - 6　曲折型拟合值与实际值比较

预测点	拟合预测值	实际值	相对误差
71	98.1275	97.2985	0.8448%
72	98.5737	97.5108	1.0783%

预测点	拟合预测值	实际值	相对误差
73	99.0248	98.0012	1.0336%
74	99.4820	98.2928	1.1954%
75	99.9464	98.6039	1.3432%
76	100.4193	98.8007	1.6118%
77	100.9017	99.0006	1.8841%
78	101.3950	99.1359	2.2280%
79	101.9002	99.2251	2.6252%
80	102.4186	99.2435	3.1001%
81	102.9513	99.3665	3.4820%
82	103.4996	99.6064	3.7616%
83	104.0646	99.7724	4.1245%
84	104.6474	100.0000	4.4410%

5.5.4 陡坡型医患矛盾热点事件网络舆情传播趋势预测

选取第七聚类即陡坡型医患矛盾热点事件作为样本，取 9 个医患矛盾热点事件的微博数据的平均值，将其作为预测数据，利用 MATLAB R2017a 中的 cftool 工具箱做指数函数拟合并进行预测。选用 84 个数据的前 70 个数据作拟合，确定出拟合模型，后 14 个数据作为预测结果检验数据。如图 5－13 所示，fit 4 为拟合曲线，y vs. x 为原数据点。

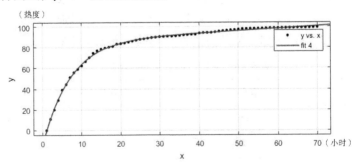

图 5－13　陡坡型医患矛盾热点事件数据拟合

指数函数的拟合模型是：

$$f(x_4) = 85.79 \times \exp(0.002299 \times x_4) - 100 \times \exp(-0.1424 \times x_4)$$

x_4为数据观察点，以每2小时为一个观察点，$f(x_4)$为该观察点下标准化处理后的相关博文数量值。

模型的拟合中，R^2（R-square）为0.9987，误差平方和（SSE）为44.51，调整后R^2（Adjusted R-square）为0.9986，方根误差（RMSE）为0.8212。

如表5-7所示，拟合的预测数据值与实际值几乎一致，相对误差最大为3.9058%，最小为1.5555%，预测第71条到第84条数据走势与实际走势完全吻合，这说明陡坡型医患矛盾热点事件模型的预测效果较好。

表5-7　陡坡型拟合值与实际值比较

预测点	拟合预测值	实际值	相对误差
71	100.9970	99.4260341	1.5555%
72	101.2300	99.4703353	1.7383%
73	101.4635	99.5033538	1.9319%
74	101.6975	99.5719260	2.0901%
75	101.9319	99.5832087	2.3042%
76	102.1668	99.6310762	2.4819%
77	102.4022	99.6367044	2.7006%
78	102.6382	99.6995552	2.8631%
79	102.8746	99.7121893	3.0740%
80	103.1116	99.7550284	3.2553%
81	103.3490	99.8030223	3.4311%
82	103.5870	99.8845621	3.5742%
83	103.8256	99.9749575	3.7088%
84	104.0646	100.0000000	3.9058%

5.6　结论与建议

5.6.1　研究结论

舆情传播的理论与方法较为成熟，但在医疗舆情领域的运用相对较少。本书首次将舆情传播的理论与方法运用至医疗舆情研究领域，系统探究医患矛盾热点事件在微博上的传播类型及传播规律。在持续追踪自 2011 年以来网络曝光的医患矛盾热点事件基础上，选取 60 起引起网络热议的事件作为研究样本，运用 Gooseeker 爬虫软件平台，定义抓取规则爬取微博网页数据，调用 MATLAB R2017a 的 SOM 神经网络工具箱对 60 个微博数据进行聚类分析，并作出随时间变化的微博传播态势图，在此基础上运用多项式函数方法对微博传播态势进行预测分析，结果显示拟合效果良好。

研究发现，医患矛盾热点事件在微博上的传播聚类为八种类型，分别为陡崖型、瀑布型、曲折型、险峻型、突变型、海浪型、陡坡型和长坡型。陡崖型事件在前 12 小时左右出现微博发布的高峰期，随后 6 小时左右微博增长速度突然下降，之后 6 小时左右微博增长速度上升，然后逐步缓慢增长。瀑布型事件前期增长速度较缓，12 小时左右微博增长速度急剧上升，而后逐步缓慢增长。曲折型事件前期微博关注增长迅速，随后增长趋势变缓甚至趋近于 0，增长趋势交替变换。险峻型事件前期微博关注增长缓慢，在 24 小时至 48 小时的时间段出现微博发布的高峰期，而后逐步缓慢增长。突变型事件微博发布的高峰期出现在事件曝光后 54—72 小时。海浪型事件的微博数量在前 42 小时缓慢增长，42 小时后猛然增长，随后逐步交替变换增长。陡坡型事件微博发布高峰期出现更早，在前 6 小时左右急剧上升，中间有短暂停歇期，而后逐步平稳增长。长坡型事件微博数量增长速度平稳，持续时间长，120 小时后增速放缓。

不同微博传播类型的医患矛盾热点事件有何特征？本书尝试从结果严重性、医患矛盾热点事件诱因、一周热度角度进行分析。本书研究发现：医患矛盾热点事件造成的后果越严重，如重伤或死亡，在微博引起的关注度越高、传播的速度越快以及持续的时间越长，其传播类型多为陡坡型、长坡型和曲折型。医患矛盾热点事件造成的后果越严重，在微博的一周热度越高。由患者对诊疗效果不满引发的医患矛盾热点事件，其在微博上的一周热度显著高于由非诊疗效果原因引发的医患矛盾热点事件。

5.6.2　管理建议

中国医患矛盾热点事件发生频率高，为开展医患矛盾热点事件微博传播分类预测研究提供了肥沃的研究土壤。本书的研究发现，为中国乃至其他国家医院及卫生管理部门准确预测事件传播类型与规律提供了方法与思路，有助于医院及卫生管理部门有效疏导医患舆情、治理医患矛盾、改善医患关系。具体而言，医院及卫生管理部门应建立医患关系舆情监测体系。当医患矛盾热点事件发生后，应密切关注相关微博博文及评论，根据医患矛盾热点事件诱因、严重性科学预测事件传播类型与规律，采取行之有效的应对措施。针对导致严重后果的医患矛盾热点事件，由于其曝光后迅速受到舆论关注，医院及卫生管理部门应及时调查事件发生原因，并公布事件处理进展及结果。由患者对诊疗效果不满引发的医患矛盾热点事件，由于公众往往将其归因为医生的技术水平问题，容易引发公众的热议，且易对医院和医生带来负面影响，因此，医院及卫生管理部门应调查事件原因，明确责任，针对公众提出的问题及疑惑，及时通过官方渠道进行解答与澄清。

5.6.3　研究局限与未来研究

本书探索了医患矛盾热点事件在微博传播的类型与规律，并分析了医患矛盾热点事件诱因、结果严重性与传播规律的关系。然而，涉事医院属性及卫生管理部门、医院的应对策略以及司法机构的处理结果，对医患矛盾热点事件在微博中的传播产生怎样的影响，本书尚未涉及，未来将着重对以上问题开展研究。与此同时选取更多的医患矛盾热点事件进行态势预测，提高预测的精度。

第六章　新媒体视域下医患矛盾热点事件公众情绪特征与演化研究

第五章探明了新媒体视域下医患矛盾热点事件网络舆情传播类型，将医患矛盾热点事件在微博上的传播聚类为八种类型，分别为陡崖型、瀑布型、曲折型、险峻型、突变型、海浪型、陡坡型和长坡型；探讨了医患矛盾热点事件后果严重性、诱因对舆情传播类型和热度的影响。医患矛盾热点事件造成的后果越严重，如重伤或死亡，在微博引起的关注度越高、传播的速度越快以及持续的时间越长，其传播类型多为陡坡型、长坡型和曲折型。由患者对诊疗效果不满引发的医患矛盾热点事件，其在微博上的一周热度显著高于由非诊疗效果原因引发的医患矛盾热点事件。以上研究结论为医疗机构、卫生管理部门管理医患矛盾舆情提供了参考。

医患矛盾热点事件在网络曝光后，公众的情绪反应如何？事件特征和诱因是否影响公众情绪反应类型？公众情绪随着时间推移呈现什么样的演化规律？事件特征和应对方式是否会影响情绪演化？以上问题的回答对于医疗机构、卫生管理部门采取针对性措施疏导公众情绪具有重要意义。文献研究显示，虽然已有学者针对网络情绪特征及演化进行了探究，提供了方法论方面的思路，但鲜有聚焦医患矛盾热点事件，研究结论不能有效指导医患矛盾热点事件公众情绪疏导。基于此，本书以新媒体视域下医患矛盾热点事件为研究对象，以新浪微博为数据收集平台，运用爬虫软件爬取医患矛盾热点事件微博评论数据，通过内容分析法探究新媒体视域下医患矛盾热点事件公众情绪特征及演化规律。

6.1　理论基础

6.1.1　网络情绪特征及效应

情绪指任何短时评估的、情感的、意图的及心理的状态，包括高兴、悲伤、厌恶以及内心的感受。随着互联网技术和新媒体的发展，学者们开始关注网络情绪特征研究。博伦（Bollen）等（2009）[300]依托心境状态量表（POMS），将微博公众情绪分为紧张、抑郁、愤怒、活力、疲劳、困惑六个维度，发现社会、政治、文化和经济领域的事件确实对公众情绪的各个方面产生重大、直接和高度具体的影响。索布科维奇（Sobkowicz）等（2012）以波兰网络政治论坛为载体，将网络情绪分为支持、反对、中立、挑衅、谩骂、动摇等，并提出一种自动情绪识别算法[219]。唐超（2012）以酒驾车祸事件为研究对象，将网络情绪分为理性、愤怒、讽刺、失望、同期、不信任、支持政府七类，主张网络情绪的传播与事件的参与者、自身影响力、网络舆情的早期处理、政府信息披露的力度等密切联系[33]。张晶等（2014）在微博中文情绪分析评测中，建立情绪规则库实现对微博情绪的归类，将网络情绪分为快乐、喜爱、厌恶、愤怒、悲伤、恐惧、惊讶[301]。萨沃莱宁（Savolainen）（2015）发现争议话题的情绪表达中，最常见的网络情绪包括同情、轻蔑、嫉妒、恐惧、愤怒等[224]。汤志伟等（2015）以公众抗议项目事件作为研究对象，将网民情绪分为好奇、担心、不满、开心、麻木五类[302]。周莉等（2017）通过研究2015年巴黎暴恐事件，将网络情绪分为信心、满足、幸福、生气、焦虑、悲伤等，结果表明网络的负面情绪易造成群体极化从而影响公共秩序[68]。文献研究显示，不同领域事件所引发的网络情绪特征存在差异，虽然理论界开始研究网络情绪特征，但尚未针对医患矛盾热点事件公众情绪开展系统研究。

6.1.2　网络情绪演化与疏导

国内外学者对于网络情绪的演化已进行了一定的研究，分别从情绪演化传播、演化模型算法、情绪演化阶段等方面开展。从情绪演化传播角度，克里斯托夫（Christophe）等（1997）提出"情绪再次社会分享"现象，发现高强度情绪情境的分享会引发更多的重复与再次社会分享[303]。库尔奇（Curci）和贝莱利（Bellelli）（2004）探讨了再次社会分享下情绪与社会互动网络的关系和情绪信息的释放[304]。从网络情绪演化模型算法视角，刘（Liu）等（2007）提出情绪概率潜在语义分析模型，后来又提出了两种自适应的方法来捕捉情绪的演化[305]。王（Wang）等（2013）提出了交互式可视化系统，试图监测热门话题的网络情绪波动[306]。布（Bu）等（2015）通过分析天涯论坛的在线评论，提出了基于博弈论的情绪演化预测算法[304]。叶琼元等（2017）从网络情绪演化阶段角度，采用系统动力学方法，将网络情绪演化分为"萌芽期—爆发期—成熟期—衰退期"，从网民群体、媒体环境、政府工作方面探讨情绪演化的影响因素[246]。唐超（2012）将典型事件网络情绪演化阶段分为情绪出现期、第一高峰期、情绪发酵期、第二高峰期、第二发酵期、第三高峰期、窗口期共七个阶段[33]。然而，学术界关于医患矛盾热点事件网络情绪的研究较少，情绪演化呈现什么规律，已有研究尚未涉及。

针对网络情绪疏导，学者们主要从政府、媒体以及网民四个方面开展研究。首先，政府要建立健全网络情绪疏导机制[57,261,262]以及舆情预警机制，掌握舆论的话语权，第一时间反应，答疑解惑，疏导公众情绪，降解集聚的舆情[260]，争取媒体支持，积极培养意见领袖，引导公众[236]；另外，制定相关法律法规，加强网络舆情法制建设[57,263]；其次，媒体要主动了解体察民情，及时疏导回应民意，与公众进行沟通，掌握舆论引导主动权[263,264]，第一时间通过权威解释还原事实真相、肃清谣言，进行情绪疏导与安抚，有效遏制负面情绪利用社交媒体的快速扩散[66]，积极承担社会责任，重建媒介公信力[242,262]；最后，对于网民而言，应注重道德教化的作用，不断提升其素养，提高情绪管理能力[262,263]。

虽然学者们对网络情绪疏导和治理进行了相关研究，但尚未针对医患矛盾热点事件下网络情境中的公众情绪疏导开展研究。由于医患矛盾热点事件情境与其他情境差异巨大，需要针对性开展研究。

6.2 研究方法

6.2.1 案例选择

以"袭医、伤医、杀医、辱医"等为关键词，通过微博搜集 2014 年以来发生的医患矛盾热点事件，根据发帖量、评论数等影响力指标，以及事件诱因和后果严重性，选择了广东省人民医院暴力伤医事件（2016）、江苏恶性伤医事件（2017）、浙江长兴伤医事件（2016）、天津武警医院暴力袭医事件（2018）、江苏淮安袭医事件（2018）、广东常平伤医事件（2016）、黑龙江鸡西市医院暴力袭医事件（2017）、四川雅安人民医院暴力袭医事件（2017）、陕西西安伤医辱医事件（2018）、江苏南京官员伤医事件（2014）、广东肇庆端州袭医事件（2017）、湖北十堰法官伤医事件（2015）、北京民航总医院袭医事件（2019）等 13 例医患矛盾热点事件作为研究对象，如表 6-1 所示。

表 6 - 1　案例选择概况

序号	事件名称	发生时间	地点	医院等级	诱因	严重程度	评论数量/条	抽样比例	抽取数量/条	事件网址	报道来源	报道文章名称	报道日期
1	5.5 广东省人民医院暴力伤医事件	2016年5月5日	广东省人民医院	三级甲等	患者或家属自身问题	致死	26533	5%	1327	http://news.sohu.com/20160507/n448138464.shtml	搜狐南方网	《广东省人民医院被砍30多刀医生抢救无效去世》	2016年5月7日
2	2.16 江苏恶性伤医事件	2017年2月16日	江苏省南京市人民医院	三级甲等	患者或家属自身问题	重伤二级	287	100%	287	https://www.sohu.com/a/216297858_1000005895	搜狐澎湃新闻	《"南京暴力伤医案"终于真相大白，原因实在想不到……》	2018年1月12日
3	10.4 浙江长兴伤医事件	2016年10月4日	浙江省湖州市长兴县人民医院	二级甲等	患者或家属自身问题	轻伤二级	5336	10%	534	https://www.sohu.com/a/115584348_355456	搜狐天津族	《医生被患者打得鲜血直流！20小时后，他却穿着病号服做了一件事…》	2016年10月8日

续表

序号	事件名称	发生时间	地点	医院等级	诱因	严重程度	评论数量/条	抽样比例	抽取数量/条	事件网址	报道来源	报道文章名称	报道日期
4	7.12 天津武警医院暴力袭医事件	2018年7月12日	天津市武警后勤学院附属医院	三级甲等	无故袭医事件	致死	20120	8.7%	1745	https://www.thepaper.cn/newsDetail_forward_2262990	澎湃新闻	《武警后勤学院附属医院：女军医遇袭殉职，暴力伤医令人发指》	2018年7月13日
5	2.10 江苏淮安袭医事件	2018年2月10日	江苏省淮安市第一人民医院	三级甲等	响应速度	轻微伤	1332	50%	666	https://weibo.com/1280084084/G2FyH2bZE?refer_flag=1001030103_&type=comment	新浪微博ZPshow是山省凡人	《江苏省淮安市第一人民医院发生一起伤医事件》	2018年2月11日
6	4.17 广东常平医伤事件	2016年4月17日	广东省东莞市常平医院	二级甲等	响应速度	轻微伤	1291	50%	646	https://www.sohu.com/a/70847982_162758	搜狐光明网	《疑因未允患者优先就诊要求一怀孕儿科医生声称被殴打》	2016年4月22日

续表

序号	事件名称	发生时间	地点	医院等级	诱因	严重程度	评论数量/条	抽样比例	抽取数量/条	事件网址	报道来源	报道文章名称	报道日期
7	7.11黑龙江鸡西市人民医院暴力袭医事件	2017年7月11日	黑龙江省鸡西市人民医院	三级甲等	医患沟通	严重扰乱医院秩序	3082	25%	788	https：//www.cn-healthcare.com/articlewm/20170712/content-1015915.html	健康界呼叫医生	《鸡西医院发生持刀劫持护士嫌疑人被击毙》	2017年7月12日
8	1.5四川雅安人民医院暴力袭医事件	2017年1月5日	四川省雅安市人民医院	三级甲等	医患沟通	轻微伤	12816	10%	1267	https：//news.medlive.cn/all/info-news/show-122830_97.html	医脉通综合	《又发伤医事件！今日凌晨四壮汉围殴一名女医生》	2017年1月5日
9	7.17陕西西安伤医辱医事件	2018年7月17日	陕西省西安市西北妇女儿童医院	三级甲等	医患沟通	轻微伤	11627	5%	582	https：//www.sohu.com/a/242046533_100161501	搜狐网	《西安某大学安教授在西北妇幼医院竖中指辱骂医护人员，打伤医生》	2018年7月19日

续表

序号	事件名称	发生时间	地点	医院等级	诱因	严重程度	评论数量/条	抽样比例	抽取数量/条	事件网址	报道来源	报道文章名称	报道日期
10	2.25 江苏南京官员伤医事件	2014年2月25日	江苏省南京市口腔医院	三级甲等	隐私保护	重伤二级	32329	5%	1617	https://www.guancha.cn/society/2014_02_28_209554.shtml	中广网	《南京警方公开"官员夫妇殴打护士"监控视频 称受害人并未瘫痪》	2014年2月28日
11	8.6 广东肇庆端州袭医事件	2017年8月6日	广东省肇庆市端州区妇幼保健院	三级乙等	诊疗效果	轻微伤	6537	20%	1325	https://www.sohu.com/a/162839557_351545	搜狐护理人	《突发！肇庆一护士被人当众掌掴？请尊重和保护他们！！！》	2017年8月7日

续表

序号	事件名称	发生时间	地点	医院等级	诱因	严重程度	评论数量/条	抽样比例	抽取数量/条	事件网址	报道来源	报道文章名称	报道日期
12	2.21 湖北十堰法官伤医事件	2015 年 2 月 21 日	湖北省十堰市人民医院	三级甲等	诊疗效果	轻伤二级	8881	10%	889	http://yuqing.people.com.cn/n/2015/0302/c210114-26621198.html	人民网朱明刚	《十堰法官殴打女医生事件舆情分析》	2015 年 3 月 4 日
13	12.24 北京民航总医院袭医事件	2019 年 12 月 24 日	北京市民航总医院	三级乙等	诊疗效果	致死	3850	30%	1155	https://www.sohu.com/a/362465836_610793	搜狐网	《北京民航总医院发生伤医事件受伤女医生仍在抢救，嫌疑人已被刑拘》	2019 年 12 月 24 日

6.2.2　数据收集与抽样

本书依托 Gooseeker 爬虫软件，运用微博工具中的关键词搜索工具箱，启动 DS 打印机，以"当事医院名称＋受伤人员姓名＋袭医事件名称"为关键词搜取相关博文，抓取新浪微博网页数据，记录事件的发帖总量和博文内容及博文独立网址，通过 Gooseeker 爬虫软件，运用微博工具中的转发/评论工具箱，启动 DS 打印机，抓取新浪微博相关评论数据，剔除表情符号、图片、无意义、无关的评论内容，形成数据库。数据抓取数量如表 6 - 1 所示。

由于每个事件微博评论数量存在差异，因此根据总评论量采取系统随机抽样方式，抽取一定比例的样本进行分析。具体而言，评论总量在 1000 条以内的事件，将所有评论纳入分析范畴。评论总量在 1000 条至 10000 条之间，抽取 10% —50% 的比例，使得分析数量控制在 500 条至 1000 条之间。评论总量在 10000 条以上的，抽取 5% —10% 的比例，使得分析数量控制在 1000 条至 2000 条之间。

6.2.3　数据分析方法

本书采用内容分析法，对网络情绪类型进行划分与编码。首先，根据潘嫦宝[308]对于江苏省某市护士遭受工作场所暴力事件的舆情分析结果，以及唐超[33]对网络情绪的分类研究标准，结合专家法，形成了暴力袭医事件微博情绪分类框架，如表 6 - 2 所示，包含愤怒、恐惧、同情、不满、幸灾乐祸、讽刺、质疑、吃惊、心寒、无奈、悲伤、高兴和理性 13 种类型，同时将不含有明显情绪特征但与本事件有关的评论编码为无情绪。其次，在制定编码规则的基础上，选拔两位编码员进行预编码和正式编码，编码信度均超过了 85% 的阈限。最后，采用描述性统计分析方法进行数据分析。

表 6 - 2　网民情绪表现形式

情绪类型	表现形式
愤怒	不认同袭医者的行为，感到生气，包含责骂、谴责等用语，要求严惩伤医者
恐惧	感到担心、害怕，没有安全感，表示自己不想当医生或不想让子女学医

情绪类型	表现形式
同情	同情被伤医生及其家人、同情医生群体，如愿逝者安息、默哀、不容易、一路走好、逝者安息、可惜等
不满	对政府、医院、医生、患者、媒体、评论者和社会等一个主体或几个主体表示不满
幸灾乐祸	医生被伤害，表现出高兴的情绪
讽刺	用比喻、夸张、调侃的方式表达对该事件中相关主体的看法
质疑	质疑袭医事件背后医院的原因
吃惊	对于毫无缘由地伤害医生行为表示震惊
心寒	寒心、心塞、令人心寒、感到心寒
无奈	表达没有办法改变现状的情绪
悲伤	表达痛心、悲剧、悲哀、伤心等情绪
高兴	多针对伤医者受到惩罚而表达出高兴的情绪
理性	客观理性地看待该事件，或提出理性的意见和建议
无情绪	陈述事实，无情绪倾向

由于不满情绪的指向多元化，因此对不满情绪进行了进一步分类。首先，根据网民不满情绪的指向对象的不同，将397条不满情绪评论数据划分为对政府、医院、患者、媒体、评论者和社会的不满。然后，将对政府的不满进一步划分为对医疗制度、相关部门和处理措施的不满；对医院的不满划分为对医院管理、医院安保、医院收费、医生态度、医生职业素养和医生技术六个方面的不满。

6.3　分析结果

6.3.1　新媒体视域下医患矛盾热点事件公众情绪类型分析

通过对上述13起医患矛盾热点事件的抽样评论进行内容分析，发现：公众对 13 起医患矛盾热点事件表达出愤怒、恐惧、同情、不满、幸灾乐祸、无奈、讽刺、质疑、吃惊、悲伤、心寒、高兴、理性等 13 种情绪类型。其中，愤怒、恐惧、同情情绪、不满、讽刺和理性情绪出现的比例最高，在上述 13 起事件中均出现。其次为质疑情绪，除江苏淮安袭医事件，其他 12 起医患矛盾热点事件均引发了公众质疑情绪。幸灾乐祸情绪和无奈情绪均有两起事件未涉及，其中，江苏恶性伤医事件和广东常平伤医事件未涉及幸灾乐祸情绪；江苏淮安袭医事件和四川雅安伤医事件未涉及无奈情绪。心寒情绪在 9 起事件中出现，吃惊、悲伤、心寒等情绪出现相对较少，吃惊和心寒情绪在 8 起事件中出现。高兴情绪出现频率最低，仅黑龙江鸡西和北京民航总医院两起伤医事件出现了高兴情绪，公众出现高兴情绪的原因是由于两起事件的伤医者均受到法律严惩，其中黑龙江鸡西事件中的袭医者在挟持医务人员过程中被警察击毙，北京民航总医院的杀医者被判死刑。具体情况如表 6-3 所示。

表 6-3　十三起医患矛盾热点事件总体情绪分布

情绪类型	（2018）轻微伤 响应速度）江苏淮安袭医事件	（2017）重伤 患者自身问题）江苏恶性伤医事件	（2015）轻微伤 诊疗效果）湖北十堰法官伤医事件	（2014）重伤 隐私保护）江苏南京官员伤医事件	（2016）轻微伤 响应速度）广东常平袭医事件	（2015）致死 患者自身问题）广东省人民医院袭医事件	（2018）致死 无故）天津武警后勤医院伤医事件	（2018）轻微伤 医患沟通）陕西西安伤医事件	（2016）轻微伤 患者自身问题）浙江长兴伤医事件	（2017）轻微伤 诊疗效果）广东端州袭医事件	（2017）不满抢救方式，扰乱医院秩序）黑龙江鸡西伤医事件	（2017）轻微伤 医患沟通）四川雅安伤医事件	（2019）致死 诊疗效果）北京民航总医院伤医事件
愤怒	√	√	√	√	√	√	√	√	√	√	√	√	√
恐惧	√	√	√	√	√	√	√	√	√	√	√	√	√

续表

情绪类型	（2018）轻微伤　响应速度）江苏淮安袭医事件	（2017）重伤　患者自身问题）江苏恶性伤医事件	（2015）轻微伤　诊疗效果）湖北十堰法官伤医事件	（2014）重伤　隐私保护）江苏南京官员伤医事件	（2016）轻微伤　响应速度）广东常平袭医事件	（2015）致死　患者自身问题）广东省人民医院袭医事件	（2018）致死　无故）天津武警后勤医院伤医事件	（2018）轻微伤　医患沟通）陕西西安伤医事件	（2016）轻微伤　患者自身问题）浙江长兴伤医事件	（2017）轻微伤　诊疗效果）广东端州袭医事件	（2017）不满抢救方式，扰乱医院秩序）黑龙江鸡西伤医事件	（2017）轻微伤　医患沟通）四川雅安伤医事件	（2019）致死　诊疗效果）北京民航总医院伤医事件
同情	√	√	√	√	√	√	√	√	√	√	√	√	√
不满	√	√	√	√	√	√	√	√	√	√	√	√	√
幸灾乐祸	√		√	√		√	√	√	√	√	√	√	√
无奈		√	√										√
讽刺	√		√			√	√		√	√	√	√	√
质疑										√	√	√	√
吃惊	√												√
悲伤			√	√		√						√	√
心寒	√	√	√	√	√	√	√		√				√
高兴											√		√
理性	√	√	√	√	√	√	√	√	√	√	√	√	√

在 13 起医患矛盾热点事件引发的公众情绪中，愤怒情绪在其中 10 起事件中占比最高，其中，北京民航总医院伤医事件引发公众愤怒情绪的占比最高，为总体的 62.2%，其次为江苏南京官员伤医事件，占总体的 58.6%；江苏淮安袭医事件、江苏恶性伤医事件、湖北十堰法官伤医事件、广东常平袭医事件、陕西西安伤医事件、四川雅安伤医事件等 6 起事件引发的愤怒情绪占比均在 40%—50%。虽然天津武警后勤医院伤医事件、浙江长兴伤医事件等 2 起事件愤怒情绪在总体情绪中所占的比例值低于 40%，但依然是公众最突出的情绪表现。广东省人民医院袭医事件和广东端州袭医事件引发的愤怒情绪比例在总体情绪中排第二位。

不满情绪是各事件中占比次高的情绪类型。江苏淮安袭医事件、江苏恶性伤医事件、湖北十堰法官伤医事件、江苏南京官员伤医事件、广东常平袭医事件、天津武警后勤医院伤医事件、陕西西安伤医事件、浙江长兴伤医事件、黑龙江鸡西伤医事件、四川雅安伤医事件等十起事件引发的不满情绪比例在所有情绪中均处于第二位。而广东省人民医院袭医事件、广东端州袭医事件两起事件引发的不满情绪比例在所有情绪占首位。

讽刺、同情、恐惧、理性、高兴等情绪在总体情绪表现中也占有较高的比重，如表 6-4 所示。在江苏淮安袭医事件、江苏恶性伤医事件、江苏南京官员伤医事件、广东常平袭医事件、陕西西安伤医事件、黑龙江鸡西伤医事件等 6 起事件中，讽刺情绪比例均排第三位。同情情绪在广东省人民医院袭医事件、天津武警后勤医院伤医事件等 2 起事件中占比突出，位居愤怒和不满情绪之后，这两起事件的诱因为无故或患者自身问题，在引发公众愤怒和不满的同时，激发了公众的同情情绪。在 13 起事件中，理性情绪总体占比在 2.5%—12.2%，大部分处于 8% 左右。高兴情绪虽然仅在黑龙江鸡西伤医事件和北京民航总医院伤医事件中出现，但在各事件情绪比例中占比较高，公众出现高兴情绪的原因如前面分析，即伤医者受到法律严惩。恐惧情绪在浙江长兴伤医事件中占比较高，该事件诱因是患者自身问题，引发了医务工作者或医学生的恐惧情绪。

表6－4 13起暴力伤医事件情绪类型比例分布

情绪类型	（2018）轻微伤 响应速度）江苏淮安袭医事件	（2017）重伤 患者自身问题）江苏恶性伤医事件	（2015）轻微伤 诊疗效果）湖北十堰法官伤医事件	（2014）重伤 隐私保护）江苏南京官员伤医事件	（2016）轻微伤 响应速度）广东常平袭医事件	（2015）致死 患者自身问题）广东省人民医院袭医事件	（2018）致死 无故）天津武警后勤医院伤医事件	（2018）轻微伤 医患沟通）陕西西安伤医事件	（2016）轻微伤 患者自身问题）浙江长兴伤医事件	（2017）轻微伤 诊疗效果）广东端州袭医事件	（2017）不满抢救方式，扰乱医院秩序）黑龙江鸡西伤医事件	（2017）轻微伤 医患沟通）四川雅安伤医事件	（2019）致死 诊疗效果）北京民航总医院伤医事件
愤怒	42.0%	47.1%	45.8%	58.6%	41.1%	26.8%	28.8%	49.2%	31.9%	32.0%	6.6%	43.3%	62.2%
恐惧	1.5%	2.2%	3.5%	2.1%	2.9%	7.7%	6.9%	1.8%	10.1%	3.5%	2.7%	4.0%	2.1%
同情	0.6%	3.1%	2.6%	3.8%	2.2%	14.8%	21.6%	0.2%	10.1%	4.1%	4.0%	0.9%	3.5%
不满	31.5%	34.0%	31.3%	22.8%	33.0%	27.2%	25.7%	26.7%	26.1%	36.9%	17.7%	31.9%	7.7%
幸灾乐祸	0.4%	0.0	1.0%	0.1%	0.0	0.5%	1.0%	0.4%	0.5%	5.1%	0.4%	2.9%	0.2%
无奈	0.0	1.3%	1.3%	1.8%	1.3%	2.2%	0.8%	1.6%	4.8%	2.0%	0.9%	0.0	0.5%
讽刺	19.6%	5.7%	4.6%	4.8%	7.9%	2.6%	2.0%	8.7%	2.7%	3.0%	6.9%	5.3%	2.6%
质疑	0.0	0.9%	1.3%	0.5%	0.4%	1.4%	2.7%	3.4%	0.5%	1.0%	2.0%	4.7%	2.6%
吃惊	0.4%	0.9%	0.1%	0.2%	0.0	0.4%	0.5%	0.4%	0.0	0.0	0.0	0.0	0.5%
悲伤	0.0	0.0	0.1%	0.3%	0.0	3.5%	1.4%	0.2%	0.5%	0.0	0.0	0.4%	0.7%
心寒	1.5%	0.9%	0.8%	1.9%	3.3%	5.2%	0.5%	0.0	2.9%	0.0	0.0	0.0	1.1%

情绪类型	(2018) 轻微伤 响应速度)江苏淮安袭医事件	(2017) 重伤 患者自身问题)江苏恶性伤医事件	(2015) 轻微伤 诊疗效果)湖北十堰法官伤医事件	(2014) 重伤 隐私保护)江苏南京官员伤医事件	(2016) 轻微伤 响应速度)广东常平袭医事件	(2015) 致死 患者自身问题)广东省人民医院袭医事件	(2018) 致死 无故)天津武警后勤医院伤医事件	(2018) 轻微伤 医患沟通)陕西西安伤医事件	(2016) 轻微伤 患者自身问题)浙江长兴伤医事件	(2017) 轻微伤 诊疗效果)广东端州袭医事件	(2017) 不满抢救方式，扰乱医院秩序)黑龙江鸡西伤医事件	(2017) 轻微伤 医患沟通)四川雅安伤医事件	(2019) 致死 诊疗效果)北京民航总医院伤医事件
高兴	0.0	0.0	0.0	0.0	0.0	0.0	0.0	0.0	0.0	0.0	55.3%	0.0	11.9%
理性	2.5%	3.9%	7.6%	3.1%	7.9%	7.7%	8.1%	7.4%	9.9%	12.3%	3.5%	6.6%	4.4%
合计	100%	100%	100%	100%	100%	100%	100%	100%	100%	100%	100%	100%	100%

6.3.2 新媒体视域下医患矛盾热点事件公众不满情绪分析

新媒体视域下医患矛盾热点事件引发的公众情绪以愤怒和不满为主，由于愤怒情绪的指向较为集中，主要指向袭医者，而不满情绪的指向多元化，因此仅对不满情绪评论进行进一步分析，结果如表6-5所示。网民的不满情绪第一指向政府，占35.2%，其中对政府的不满主要表现为处理措施、相关部门、医疗制度及法律四个方面，所占比例分别为14.5%、11.3%、8.3%和1.1%。第二是针对医院的不满，占24.7%，主要表现在医生技术、医生态度、医院管理、医院安保、医生职业素质及医院收费六个方面，所占比例分别为8.3%、4.6%、4.3%、4.1%、2.4%、1.0%。第三，针对评论者的不满，占总体的13.0%，表现为对评论者的言论不满。第四，对社会公众的不满，占总体的 11.8%，表现为不满社会风气。第五，对媒体的不满，占总体的 7.6%，认为媒体为博眼球进行不实报道。第六，对患者的不满占 7.6%，主要表现对此次医患矛盾热点事件中患者袭医行为的不满。

表 6-5　不满情绪所占比重

不满主体	不满原因	频数	比例%
A. 政府	处理措施	407	14.5
	相关部门	317	11.3
	医疗制度	232	8.3
	法律	32	1.1
	合计	989	35.2
B. 医院	医生技术	233	8.3
	医生态度	128	4.6
	医院管理	122	4.3
	医院安保	116	4.1
	医生职业素质	67	2.4
	医院收费	27	1.0
	合计	693	24.7
C. 评论者		364	13.0
D. 社会公众		331	11.8
E. 媒体		215	7.6
F. 患者		216	7.6
	合计	2808	100

6.3.3　医患矛盾热点事件特征对公众情绪的影响分析

本书主要从医患矛盾热点事件诱因、后果严重程度、施暴者特征三个方面对 13 起医患矛盾热点事件特征进行分析。在医患矛盾热点事件诱因方面，由患者或家属自身问题、医患沟通问题、患者或家属不满诊疗效果导致的事件各 3 起，由患者或家属不满医院或医务人员响应速度导致的事件各 2 起，无任何缘由袭医或由隐私保护问题导致的医患矛盾热点事件各 1 起。在后果严重性方面，13 起医患矛盾热点事件中，有 3 起致死、2 起重伤、7 起轻微伤、1 起扰乱医院秩序。在施暴者特征方面，有 4 起事件的施暴者为公职人员，具体情况如下：陕西西安伤医辱医事件（2018）的施暴者为大学教授，江苏南京官员伤医事件（2014）的施暴者为江苏科技馆副馆长和江苏省检察院任职官员，湖北十堰伤医事件（2015）的施暴者为法院执行局书记员，江苏淮安袭医事件（2018）的施暴者为淮安区司法局宣传科长。

以医患矛盾热点事件诱因类型为自变量，以各类型情绪为因变量做单因素方差分析，结果显示：13 起医患矛盾热点事件中，由患者或家属自身原因导致的医患矛盾热点事件以及无故袭医事件引发的同情、恐惧及悲伤情绪显著高于其他类型诱因的事件（包括医患沟通、诊疗效果、响应速度、隐私保护），而在其他情绪类型上不存在显著性差异，分析结果如表 6-6 所示。

表 6-6　基于事件诱因的方差分析结果

情绪类型	诱因	$\overline{X} \pm S$	方差齐性检验		均值差异显著性检验	
			显著性		F 值	P
同情	患者或家属自身问题及无故	12.4 ± 7.79	0.035	否	15.039	0.003
	其他诱因	2.43 ± 1.54				
恐惧	患者或家属自身问题及无故	6.73 ± 3.31	0.042	否	12.738	0.004
	其他诱因	2.69 ± 0.87				
悲伤	患者或家属自身问题及无故	1.35 ± 1.54	0.004	否	5.252	0.043
	其他诱因	0.2 ± 0.25				

以医患矛盾热点事件后果严重性为自变量，分为致死和未致死两类，以各类型情绪为因变量做单因素方差分析，结果显示：13 起医患矛盾热点事件中，致死型医患矛盾热点事件引发的同情、悲伤情绪显著高于未致死型事件，而在其他情绪类型上不存在显著性差异，分析结果如表 6-7 所示。

表 6 - 7　基于后果严重性差异的方差分析结果

情绪类型	严重性	$\overline{X} \pm S$	方差齐性检验		均值差异显著性检验	
			显著性		F 值	P
同情	致死	13.3 ± 9.14	0.021	否	10.920	0.007
	未致死	3.16 ± 2.82				
悲伤	致死	1.87 ± 1.46	0.000	否	16.036	0.002
	未致死	0.16 ± 0.20				

以施暴者身份特征，即是否为公职人员，为自变量，以各类型情绪为因变量做单因素方差分析，结果显示：13 起医患矛盾热点事件中，施暴者为公职人员的事件引发的讽刺情绪显著高于非公职人员，而在其他情绪类型上不存在显著性差异，具体如表 6 - 8 所示。

表 6 - 8　基于施暴者特征差异的方差分析结果

情绪类型	施暴者身份	$\overline{X} \pm S$	方差齐性检验		均值差异显著性检验	
			显著性		F 值	P
同情	公职	9.65 ± 6.86	0.030	否	5.081	0.046
	非公职	4.21 ± 2.13				

6.3.4　新媒体视域下医患矛盾热点事件公众情绪演化规律分析

通过分析 13 起医患矛盾热点事件引发的各类情绪评论量随时间推移发生的变化，发现医患矛盾热点事件的情绪演化呈现常规型、爆破型、简单振荡型、复杂振荡型等四种类型。

第一类为常规型，该类事件引发的公众情绪经历了潜伏期、上升期、井喷期、消退期和平复期五个阶段，从情绪潜伏至情绪平复一般经历 4—6 天时间，如四川雅安人民医院暴力袭医事件（2017）、广东肇庆端州袭医事件（2017）、浙江长兴伤医事件（2016）、陕西西安伤医辱医事件（2018）、广东省人民医院暴力伤医事件（2016）、江苏南京官员伤医事件（2014）、湖北十堰法官伤医事件（2015）、江苏淮安袭医事件（2018）等 8 起事件，其情绪演化趋势如图 6 - 1 所示。

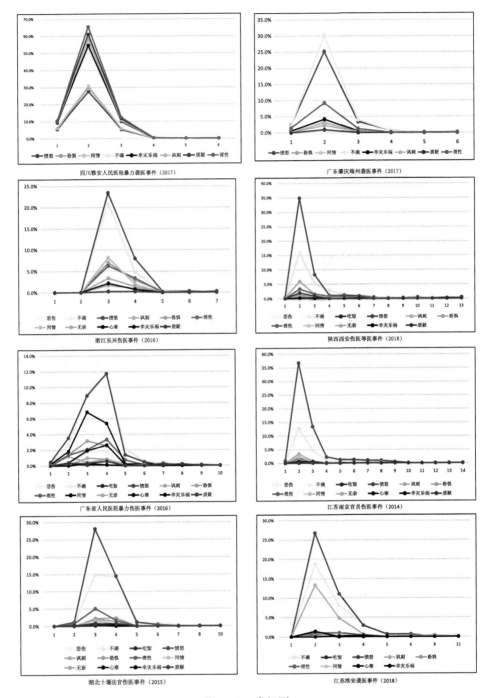

图6−1 常规型

第二类为爆破型，该类事件在网络曝光后，短时内迅速引起公众关注，公众情绪在当天积累至最高水平，在当天井喷式爆发，而后逐渐消退，直至平息，如黑龙江鸡西市医院暴力袭医事件（2017），其情绪演化趋势如图6-2所示。

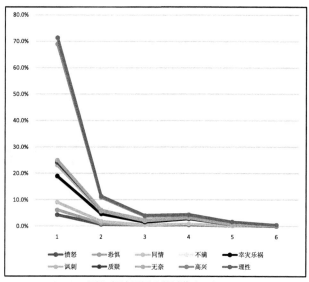

黑龙江鸡西市医院暴力袭医事件（2017）

图 6-2　爆破型

第三类为简单振荡型，该类事件引发的公众情绪经历了潜伏期、上升期、井喷期、消退期、反弹期、平复期，公众情绪持续的周期更长，为7—10天，如天津武警医院暴力袭医事件（2018）、广东常平伤医事件（2016），如图6-3所示。

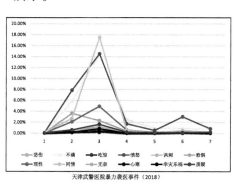

天津武警医院暴力袭医事件（2018）

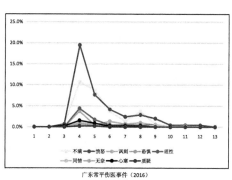

广东常平伤医事件（2016）

图 6-3　简单振荡型

第四类为复杂振荡型，该类事件引发的公众情绪演化在简单振荡型基础上，出现多次消退、反弹，直至进入平复期，如江苏恶性伤医事件（2017）、北京民航总医院袭医事件（2019），如图6-4所示。上述两起事件引发的公众负面情绪持续周期更长，江苏恶性伤医事件持续了9天，北京民航总医院袭医事件引发的公众情绪持续时间超过30天。

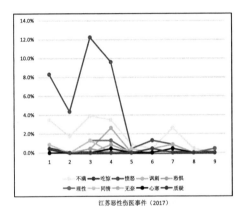
江苏恶性伤医事件（2017）

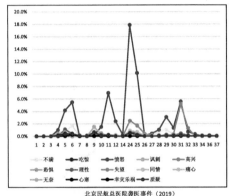
北京民航总医院袭医事件（2019）

图6-4　复杂振荡型

6.3.5　医患矛盾热点事件公众情绪演化影响因素分析

本书采用卡方检验方法分析事件诱因、后果严重性、施暴者特征与公众情绪演化类型的相关性，发现：医患矛盾热点事件诱因、后果严重性、施暴者身份特征与公众情绪演化规律并不存在显著相关性。为了探明新媒体视域下医患矛盾热点事件公众情绪演化影响因素，进一步对13起医患矛盾热点事件发展脉络进行系统梳理。

常规型事件公众情绪仅出现一个高潮，均出现在事发后2—4天，其主要特征是网络报道的事件诱因明确，不存在变化，施暴者均得到了执法机构或所属工作单位的相应处罚。其中，四川雅安人民医院暴力袭医事件犯罪嫌疑人得到拘留13日，罚款500元的处罚；广东肇庆端州袭医事件涉事家属最终以写道歉信，并给予1500元赔偿作为处罚；浙江长兴伤医事件以拘留打人者，并处罚300元作为处罚；陕西西安伤医辱医事件的涉事家属以所在单位（学校）对其进行严厉的批评教育、作出深刻检讨作为相应处罚；广东省人民医院暴力伤医事件犯罪嫌疑人以坠楼身亡告终；江苏南京官员伤医事件涉事家属于事发后第2天以停止履行职务、并支持公安机关依法处理作为相应处罚；湖北十堰伤医事件涉事家属于事发后第4天被处以行政拘留10日并处罚款200元的处罚作为相应处罚；江苏淮安袭医事件涉事者于事发后第2日以给予其党内严重警告处分、行政撤职处分作为相应处罚。

黑龙江鸡西市医院暴力袭医事件公众情绪演化类型为爆破型，其原因是公安民警为确保医务人员安全，将砍伤两名医护人员后持刀劫持值班护士的施暴者当场击毙，使得公众情绪在第一天井喷达到高潮，而后逐渐消退直至平息。

天津武警医院暴力袭医事件和广东常平伤医事件的公众情绪演化规律为简单振荡型，公众情绪分别出现了两个高潮。天津武警医院袭医事件公众情绪小高峰出现在第六天，也就是7月17日，当天天津市东丽区人民检察院对公安机关提请逮捕的武警某医院暴力杀医案犯罪嫌疑人元某洪、李某、元某以涉嫌故意杀人罪依法批准逮捕。广东常平袭医事件公众情绪的小高峰出现在第八天，即4月24日，当天媒体公布了初步调查结果，即医患之间未发生肢体冲突，没有威迫，自愿调解，但是网民对处理结果不满意，引发讨论。由此可见，在医患矛盾热点事件曝光后，司法部门对嫌疑人的处理结果发布以及媒体公布的事件调查结果与公众期望的差距，均会引发公众情绪的反弹。

江苏恶性伤医事件和北京民航总医院袭医事件的公众情绪演化规律为复杂振荡型，公众情绪分别出现了多个高潮。江苏恶性伤医事件第一次高峰出现在第一天，即2月16日，事发当天，医院发布了事件相关通报，并且犯罪嫌疑人赵某生因涉嫌"犯故意伤害罪"被刑事拘留。事发两天后，即2月18日，犯罪嫌疑人赵某生因涉嫌"犯抢劫罪"被逮捕，引发网民关注，并要求严惩嫌疑人，事件达到第二次高峰。北京民航总医院袭医事件第一次情绪高峰出现在第六天，即2019年12月29日，由于相关监控视频和图片发布，引起广大公众关注。事发后第十一天达到第二个高峰，即2020年1月3日，根据原始数据评论发现，引发公众广泛讨论的原因是公众认为犯罪嫌疑人孙某斌是故意杀人，呼吁判处死刑。事件评论数据最高峰出现在第二十四天，即2020年1月16日，北京市第三中级人民法院依法公开开庭审理被告人孙某斌故意杀人一案，以故意杀人罪判处被告人孙某斌死刑，剥夺政治权利终身。最后一个高峰即第四个高峰出现在事发后第三十一天，即2020年1月23日，之前未获得相关处理结果消息的网民在获知犯罪嫌疑人被判死刑的消息后，再次开展热议。

通过对上述四种类型医患矛盾热点事件经过进行梳理分析，得出公众情绪的演化类型与诱因、事件严重性、施暴者特征没有显著关联，而与媒体公布的事件处理结果时机和频次有关。处理结果变化性越大，公布时间周期越长，情绪持续的时间越长，如北京民航总医院袭医事件。处理结果的每次公布均能引发公众热议，激发公众愤怒、高兴或不满情绪。当公众对处理结果满意时，则主要表达愤怒和高兴情绪，当公众对处理结果不满时，则主要表达愤怒和不满情绪。

6.4　结论与启示

6.4.1　研究结论

本书运用案例研究法和内容分析，对13起医患矛盾热点事件进行系统分析，探究新媒体视域下医患矛盾特点事件公众情绪特征及演化规律，得出如下结论：

新媒体视域下医患矛盾热点事件公众情绪以愤怒、不满情绪为主。新媒体视域下医患矛盾热点事件激发了公众愤怒、恐惧、同情、不满、幸灾乐祸、无奈、讽刺、质疑、吃惊、悲伤、心寒、高兴、理性等13种情绪类型。其中，愤怒、恐惧、同情、不满、讽刺和理性情绪在各个事件均有出现，愤怒和不满在各事件中所占比例最大。

不满情绪指向多元化，指向对象以政府和医院为主。网民的不满情绪指向政府、医院、评论者、社会公众、媒体和患者多个主体，其中以政府和医院为主，对政府的不满主要表现为处理措施、相关部门、医疗制度及法律四个方面；对医院的不满，主要表现在医生技术、医生态度、医院管理、医院安保、医生职业素质及医院收费六个方面。

医患矛盾热点事件诱因、后果严重性和施暴者特征影响公众情绪反应。由患者或家属自身原因导致的医患矛盾热点事件以及无故袭医事件引发的同情、恐惧及悲伤情绪显著高于其他类型诱因的事件（包括医患沟通、诊疗效果、响应速度、隐私保护）；致死型医患矛盾热点事件引发的同情、悲伤情绪显著高于未致死型事件；施暴者为公职人员的事件引发的讽刺情绪显著高于非公职人员。

新媒体视域下医患矛盾热点事件情绪演化包含四种类型。医患矛盾热点事件的情绪演化呈现常规型、爆破型、简单振荡型、复杂振荡型等四种类型。常规型事件引发的公众情绪经历了潜伏期、上升期，井喷期、消退期和平复期五个阶段，从情绪潜伏至情绪平复一般经历4—6天时间。爆破型事件在网络曝光后，短时内迅速引起公众关注，公众情绪在当天积累至最高水平，在当天井喷式爆发，而后逐渐消退，直至平息。简单振荡型事件引发的公众情绪经历了潜伏期、上升期、井喷期，消退期、反弹期、平复期，公众情绪持续的周期更长，为7—10天。复杂振荡型事件引发的公众情绪演化在简单振荡型基础上，出现多次消退、反弹，直至进入平复期。

新媒体公众情绪演化类型与媒体公布的事件处理结果时机和频次有关。医患矛盾热点事件诱因、后果严重性、施暴者身份特征与公众情绪演化规律并不存在显著相关性，而与媒体公布的事件处理结果时机和频次有关。处理结果变化性越大，公布时间周期越长，情绪持续的时间越长。处理结果的每次公布均能引发公众热议，激发公众高兴、愤怒或不满情绪。当公众对处理结果满意时，主要表达高兴和愤怒情绪；当公众对处理结果不满时，则主要表达愤怒和不满情绪。

6.4.2 研究启示

医患矛盾热点事件在网络曝光后主要引发公众愤怒、不满、恐惧、同情等情绪，愤怒情绪主要指向施暴者，而不满情绪指向政府、医院、评论者、社会公众、媒体和患者等主体，恐惧情绪的表达主体主要是医务人员、学医的学生或亲朋好友，同情情绪的指向对象主要为被伤害的医务人员。这些情绪均为公众正常的情绪表达，并且反映了公众积极正向的社会价值观。因此，针对医患矛盾热点事件的舆论关注和情绪表达，应采取疏导策略，而不是压抑策略，如删帖，试图通过减少数量、点击率和评论量来降低影响。事实上，压抑策略仅在早期有效，随着事件关注度的井喷，删帖将引发公众负面联想，对医院、卫生管理部门形成负面印象，从而进一步激化医患矛盾。针对幸灾乐祸、讽刺等充满负能量的情绪，可通过意见领袖营造积极、正能量的情绪。本书将在第七章具体探讨新媒体视域下和谐医患关系构建策略。

第七章 新媒体视域下和谐医患关系构建策略研究

第三章至第六章研究结果显示，随着医药卫生体制改革的深化，医患关系虽然得到明显改善，但医患之间的矛盾依然紧张，即便在疫情期间，袭医事件依然时有发生。新媒体视域下医患矛盾热点事件舆情传播会加剧公众负面情绪的传染，因此，疏导公众情绪对于构建和谐医患关系具有重要意义。然而，情绪疏导仅靠事后策略，仅能治标，不能治本，新媒体视域下医患矛盾热点事件公众情绪疏导需要标本兼治，将消除医患矛盾暴力化和暴力化后公众情绪疏导相结合，从根本上改善医患关系。基于此，本书整合"标""本"两个层面，双管齐下，建立新媒体视域下和谐医患关系构建策略体系。

首先，从治本的角度出发，运用词频分析技术和内容分析法，对国家和相关部门发布的政策，制定的法律法规进行系统梳理，厘清我国医患矛盾治理的现状、存在的问题，并提出针对性的对策建议，以从根本上改善医患关系，营造积极的社会情绪。其次，从治标的角度出发，关注事后策略，即医患矛盾事件在新媒体上曝光后，需要做好公众情绪疏导工作，才能避免公众情绪的传染加剧医患矛盾。具体而言，治标策略的研究以危机管理理论为理论框架，以I-space信息空间模型为基础，从公众情绪监测、预警、疏导角度，提出新媒体视域下医患矛盾热点事件公众情绪疏导策略体系。

7.1 基于治本视角的医患矛盾治理策略体系

7.1.1 数据来源与方法

7.1.1.1 数据来源

本书以新医改以来（2009—2020 年）有关医患矛盾治理的政策、法律法规作为研究对象，采用两种方式获取数据。第一，将国家卫生健康委员会官网公示的政策文本作为主要数据来源，以"医患矛盾""医疗纠纷""医闹"

"伤医""辱医"等为关键词检索相关政策、法律法规文本；第二，根据已检索到的政策、法律法规文本查找发文机关，再以同样的方法进一步检索相关政策。为确保检索到的政策文本符合研究主题，确立以下纳入标准：（1）相关性原则。检索的政策文本须与医患矛盾、医疗纠纷、医闹、伤医、辱医等关键词相关。（2）规范性原则。即检索的政策文本必须是国家及部委层面发布的法律法规、通知、意见等正式文件。通过筛选，最终获得 60 项政策文本。

7.1.1.2　文本分类

本书基于内容分析法，按照先对文本进行详细编码，再逐级类聚，形成更抽象类别的步骤，将新医改以来与医患矛盾相关的定性文本定量化，以探讨医患矛盾治理现状与演变趋势。

首先，对每份政策文本内容进行反复整理分析，得到初步分类。其次，邀请专家对分类文本进行研讨，最终得到医德医风建设、加强安保、医疗质量与安全管理、医患沟通、改善医院服务、医务人员激励、医疗责任保险、医疗执业保险、医疗意外保险、医疗风险分担机制、宣传引导工作、营造社会氛围、人民调解、三调解一保险机制、医疗纠纷第三方调解机制、医疗纠纷调解机制、投诉管理、医疗纠纷预防、医疗纠纷应急预案、信息沟通机制、排查医患矛盾、医疗纠纷处理、医疗纠纷处理衔接、加强执法、平安医院建设、法律法规建设、失信联合惩戒机制、监督管理和部门间联合行动等 29 个二级指标。再次，采用专家法，通过层层分析，逐级类聚，共形成医院管理、风险分担机制、营造社会氛围、医疗纠纷调解、医疗纠纷预防、医疗纠纷处理、平安医院建设、法律法规、监督管理和部门间联合行动 10 个一级指标；最后，归纳为医院管理、风险分担、营造社会氛围、医疗纠纷治理、法律法规、监督管理和部门间联合行动等 7 个维度，如表 7 - 1 所示。

表 7 - 1　文本分类

序号	维度	一级指标	二级指标
1	医院管理	医院管理	医德医风建设
			加强安保
			医疗质量与安全管理
			医患沟通
			改善医院服务
			医务人员激励

序号	维度	一级指标	二级指标
2	风险分担	风险分担机制	医疗责任保险
			医疗执业保险
			医疗意外保险
			医疗风险分担机制
3	营造社会氛围	营造社会氛围	宣传引导工作
			营造社会氛围
4	医疗纠纷治理	医疗纠纷调解	人民调解
			三调解一保险机制
			医疗纠纷第三方调解机制
			医疗纠纷调解机制
		医疗纠纷预防	投诉管理
			医疗纠纷预防
			医疗纠纷应急预案
			信息沟通机制
			排查医患矛盾
		医疗纠纷处理	医疗纠纷处理
			医疗纠纷处理衔接
			加强执法
		平安医院建设	平安医院建设
5	法律法规	法律法规	法律法规建设
			失信联合惩戒机制
6	监督管理	监督管理	监督管理
7	部门间联合行动	部门间联合行动	部门间联合行动

7.1.1.3　文本编码

对收集到的政策文本进行编码，采用二分类法，将每个指标看成一个变量，被选中则编1，反之为0。具体流程如下：第一，将政策文本作为一个分析单元，建立数据库；第二，根据文本内容进行二级指标编码，确定二级指标类别；第三，根据二级指标类别，进行一级指标编码，确定一级指标类别；第四，根据一级指标类别最终确定维度，如表7-2所示。

表7-2　编码示例

政策名称	政策内容	二级指标	一级指标	维度
关于印发《医院投诉管理办法（试行）》的通知	医院应当提高管理水平，保障医疗质量和医疗安全，避免和减少不良事件的发生；医院应当制订《重大医疗纠纷事件应急处置预案》，并组织开展相关的宣传和培训工作，及时、有效化解矛盾纠纷；各级卫生行政部门和医院应当做好医院投诉管理工作和医疗纠纷人民调解工作的衔接；医院应当建立与医疗质量安全管理相结合的投诉管理责任制度，健全投诉管理部门与临床、护理、医技和后勤等部门的沟通制度，提高医疗质量，保障医疗安全；医院应当建立健全医疗安全预警制度，加强紧急情况警告值报告和紧急情况处置	医疗质量与安全管理、医疗纠纷应急预案、医疗纠纷处理衔接、投诉管理	医院管理、医疗纠纷预防、医疗纠纷处理	医院管理、医疗纠纷治理
…	…	…	…	…

7.1.2　数据分析

7.1.2.1　医患矛盾治理措施分析

新医改以来我国医患矛盾治理措施主要包括医疗纠纷治理、医院管理、风险分担、监督管理、法律法规、营造社会氛围和部门间联合行动七个维度，具体如表 7 – 3 所示。第一为医疗纠纷治理类措施最多，共 52 项，占总体的 86.7%，包括医疗纠纷调解（60.0%）、医疗纠纷处理（55.0%）、医疗纠纷预防（41.7%）和平安医院建设（20.0%）四个一级指标；第二为医院管理类措施，占总体的 46.7%，具体包括医德医风建设（23.3%）、加强安保（21.7%）、医疗质量与安全管理（16.7%）、医患沟通（15.0%）、改善医院服务（13.3%）、医务人员激励（6.7%）六类措施，其中，医务人员激励是指优化医务人员的执业条件，调动其积极性；第三为风险分担类措施，占总体的 33.3%，包括医疗责任保险（18.3%）、医疗风险分担机制（16.7%）、医疗执业保险（6.7%）和医疗意外保险（5.0%）四类具体措施；第四为监督管理类措施（20.0%），指各部门对相关工作的督导检查；第五为法律法规类措施，包括法律法规建设（13.3%）和失信联合惩戒机制（5.0%）两类具体措施；第六为营造社会氛围类措施（11.7%）；第七为部门间联合行动类最少，占总体的 6.7%。详见表 7 – 3。

表 7 – 3 医患矛盾治理措施分析

维度	频数	百分比	一级指标	频数	百分比	二级指标	频数	百分比
医疗纠纷治理	52	86.7	医疗纠纷调解	36	60	人民调解	30	50
						三调解一保险机制	9	15
						医疗纠纷第三方调解机制	6	10
						医疗纠纷调解机制	4	6.7
			医疗纠纷处理	33	55	加强执法	25	41.7
						医疗纠纷处理	14	23.3
						医疗纠纷处理衔接	2	3.3
			医疗纠纷预防	25	41.7	投诉管理	14	23.3
						医疗纠纷预防	12	20
						医疗纠纷应急预案	4	6.7
						信息沟通机制	4	6.7
						排查医患矛盾	3	5
			平安医院建设	12	20	平安医院建设	12	20

维度	频数	百分比	一级指标	频数	百分比	二级指标	频数	百分比
医院管理	28	46.7	医院管理	28	46.7	医德医风建设	14	23.3
						加强安保	13	21.7
						医疗质量与安全管理	10	16.7
						医患沟通	9	15
						改善医院服务	8	13.3
						医务人员激励	4	6.7
风险分担	20	33.3	风险分担	20	33.3	医疗责任保险	11	18.3
						医疗风险分担机制	10	16.7
						医疗执业保险	4	6.7
						医疗意外保险	3	5
监督管理	12	20	监督管理	12	20	监督管理	12	20
法律法规	9	15	法律法规	9	15	法律法规建设	8	13.3
						失信联合惩戒机制	3	5
营造社会氛围	7	11.7	营造社会氛围	7	11.7	宣传引导工作	7	11.7
						营造社会氛围	4	6.7
部门间联合行动	4	6.7	部门间联合行动	4	6.7	部门间联合行动	4	6.7

7.1.2.2 医患矛盾治理主体分析

医患矛盾治理主体主要包括政府、医院、媒体、社会和患者。医患矛盾治理主体主要是政府和医院，政府占总体的90%，医院占总体的38.3%；治理主体为媒体、社会、患者的较少，分别占总体的 6.7% 、5.0% 和 1.7% ，如表 7-4 所示。

表 7-4 医患矛盾治理主体分析

主体	频数	百分比/%
政府	54	90
医院	23	38.3
媒体	4	6.7
社会	3	5.0
患者	1	1.7

7.1.2.3 医患矛盾治理政策制定主体分析

医患矛盾相关政策的制定主要有两种情况，一是联合发文，二是单独发文。联合发文的政策文件有 24 项，占总体的 40% ，单独发文的政策文件有 36 项，占总体的 60% 。从政策文件制定主体来看，我国医疗纠纷相关政策的制定部门包括国家卫生健康委员会、国务院、最高人民法院、司法部、发改委、全国人民代表大会常务委员会等。其中，国家卫生健康委员会是政策制定的主要部门，单独制定政策文件共 21 项（占 35%），作为第一发文部门参与联合发文共 19 项（占 31.6%），发挥了至关重要的作用；其次是国务院，单独发文占总体的 20% ，具体如表 7-5 所示。

表 7-5 医患矛盾相关政策制定主体情况

制定主体	制定原因	项数	百分比/%
联合发文中 第一发文部门	卫健委	19	31.6
	最高人民法院	3	5
	司法部	1	1.7
	发改委	1	1.7
	合计	24	40

续表

制定主体	制定原因	项数	百分比/%
单独发文	卫健委	21	35
	国务院	12	20
	司法部	1	1.7
	全国人民代表大会常务委员会	2	3.3
	合计	36	60
总计		60	100

　　根据新医改的推进将政策制定划分为三个阶段，第一阶段为2009—2011年（起步阶段），第二阶段为2012—2015年（攻坚阶段），第三阶段为2016—2020年（关键阶段）。第一阶段颁布的政策文件共7份，其中单独发文5份，联合发文2份。第二阶段颁布的政策文件共24份，其中单独发文15份，联合发文9份。第三阶段颁布的政策文件共29份，其中单独发文16份，联合发文13份。第一、第二阶段之间单独发文的增长幅度大于联合发文。第二、第三阶段之间联合发文的增长幅度更大。单独发文的政策文件数量一直多于联合发文，具体如图7-1所示。

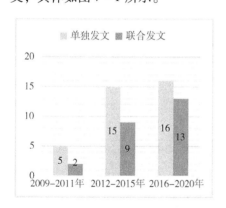
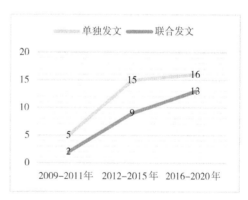

图7-1　我国医患矛盾治理相关政策制度主体情况

7.1.2.4　医患矛盾治理政策效力分析

　　本书借鉴张锐学者[309]提出的政策力度量化标准对我国医患矛盾相关政策效力进行分析。政策力度是构成政策的基本要素，反映的是政策法律效力的高低[240]。一般而言，行政级别越高的部门颁布的政策文件效力更高。本书研究政策效力大小由1、2、3、4、5表示，数值越大，效力越大。具体如表7-6所示。

表7-6 政策力度量化标准[309]

得分	政策力度量化标准
5	全国人大及其常务委员会颁布的法律
4	国务院颁布的条例、规定
3	国务院颁布的方案、办法、纲要、规划、计划；各部委颁布的条例、规定
2	各部委颁布的办法、方案、纲要、规划、计划；国务院颁布的通知、公告、意见
1	各部委颁布的通知、公告、意见

政策平均效力等于政策效力之和除以政策数量。分析显示，2009—2019年的政策平均效力为1.5，处于低水平；如图7—2所示，2009—2010年政策平均效力处于下降趋势；2011—2014年、2016—2017年平均政策效力的波动幅度不大，几乎处于同一水平；2014—2015年、2017—2019年政策平均效力呈现大幅度增长。

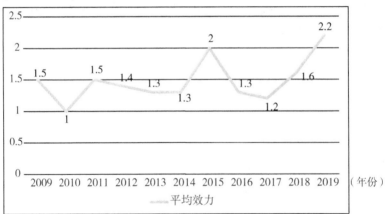

图7-2 政策平均效力演变情况

7.1.2.5 新医改以来医患矛盾治理政策焦点分析

本书采用易词云软件将新医改三个阶段的政策文本分别进行分词，计算出关键词所占比重并绘制云图。在新一轮医药卫生体制改革的第一个阶段（2009—2011年），处于中心聚集区的关键词是"医疗纠纷"。医患矛盾治理措施中"调解"一词所占比例最大，其次为"投诉""调解委员会""责任保险""法律法规"等，具体如图7-3所示。

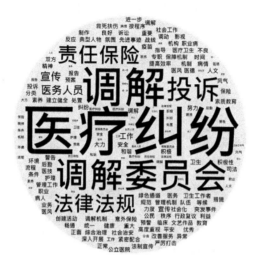

图7-3　2009—2011年医患矛盾政策关键词词频统计

在新医改的第二阶段，即2012—2015年期间，处于中心聚集区的关键词依然是"医疗纠纷"，医患矛盾治理措施中"调解"一词所占比例最大，且治理措施较第一阶段有所增加，包括"保险""依法""机制"等，具体图7-4所示。

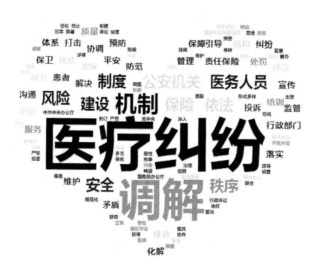

图7-4　2012—2015年医患矛盾政策关键词词频统计

新医改的第三个阶段（2016—2020 年），医患矛盾治理相关政策的中心聚集区的关键词依然是"医疗纠纷"，医患矛盾治理措施中"调解""投诉""处理""依法"等关键词显得尤为突出，与前两个阶段相比，治理措施更加丰富，具体如图 7 - 5 所示。

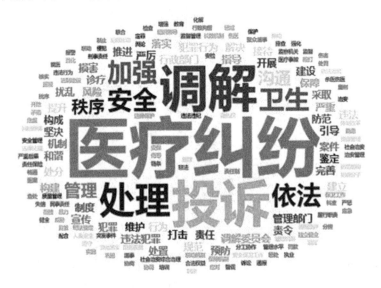

图 7 - 5　2016—2020 年医患矛盾政策关键词词频统计

综上所述，自 2009 年新医改以来，从政策、法律法规层面来看，国家高度重视医患矛盾的治理，主要集中于医疗纠纷的治理，关于医患矛盾治理措施的关键词不断增加，其中"调解"一词占较大比例，说明医患矛盾治理措施逐渐多元化，且调解工作是医患矛盾治理的重中之重。

7.1.3　研究结论

7.1.3.1　医患矛盾治理措施以医疗纠纷治理为主，但部门间协作不足

研究结果显示，第一，部门间联合行动类措施占总体的 6.7%，说明部门间协作不充分。第二，医疗纠纷治理类措施最多，占总体的 86.7%，与云图显示结果一致。医患冲突严重影响医疗秩序，破坏社会稳定[51,310,311]，为降低影响程度，政府出台了多部治理医疗纠纷的政策法规，主要包括医疗纠纷调解、医疗纠纷处理、医疗纠纷预防和平安医院建设四个方面。第一，医疗纠纷调解占比最大，为 60.0%，第二为医疗纠纷处理，占总体的 55.0%，第三为医疗纠纷预防（41.7%），第四为平安医院建设（20.0%），说明政府开始意

识到预防的重要性。医疗纠纷预防包括投诉管理（23.3%）、应急预案（6.7%）、信息沟通机制（6.7%）和排查医患矛盾（5.0%），20.0%的政策法规仅提出预防的思想，并未明确指出如何做好预防工作；投诉管理属于暴力冲突的事中预防，事前预防仅有应急预案、信息沟通和排查医患矛盾方面三个方面。因此，从总体上看，政策仍是重控轻防。

7.1.3.2　医患矛盾治理主体以政府为主，尚未形成多方治理机制

医患矛盾主要涉及医院、患者，以及政府、媒体、社会公众等多方主体，各主体之间共同协商治理，有利于缓解医患矛盾，构建和谐的医患关系。本书研究显示，医患矛盾治理主体中，政府所占比例最大，为总体的90%，而医院、媒体、社会和患者分别占总体的38.3%、6.7%、5.0%和1.7%。说明医患矛盾治理仍以政府为主，而医院、患者、媒体和社会公众尚未完全发挥治理医患矛盾的作用。

7.1.3.3　联合发文的增长幅度有所提升，但仍以单独发文为主

研究结果显示，新医改第二、三阶段之间联合发文的增长幅度有所提升，其中2013年出台了国家卫生计生委、中央综治办、中宣部等11部委联合颁布的《关于印发维护医疗秩序打击涉医违法犯罪专项行动方案的通知》，创下了联合发文部委数量之最的记录[309]，之后相继出台了多部各部委联合发文的医患矛盾相关政策文件。但单独发文的政策法规仍占总体的60%，且制定主体以卫生部门居多，说明政策制定主体单一，目前并未真正实现多部门联动。

7.1.3.4　政策平均效力处于低水平，有待进一步提升

研究结果显示，2009—2019年的政策平均效力为1.5，处于低水平，究其原因发现，2009—2019年间我国颁布的医患矛盾相关政策文件多为通知、意见等，鲜有法律形式的政策文件出台，从而导致政策平均效度处于低水平。2009—2010年政策平均效力处于下降趋势，是因为2009年中共中央国务院出台了《关于深化医药卫生体制改革的意见》，而2010年出台的均是各部委颁布的通知、意见等政策文件，因此，导致政策平均效力下降。2014—2015年、2017—2019年政策平均效力增长幅度较大，主要是由于政府在此期间颁布了多项重要政策文件，如2015年8月29日出台《刑法修正案（九）》，正式将"医闹"入刑，2018年8月31日颁布了《医疗纠纷预防和处理条例》，2019年12月29日颁布了《基本医疗卫生与健康促进法》等。

7.1.3.5　医患矛盾治理措施多元化，以医疗纠纷调解为主

通过云图分析发现，医患矛盾治理措施逐渐多元化。治理医患矛盾的关键

是深入分析其形成原因，根据原因提出治理措施。而引发医患矛盾的原因多种多样，因此，医患矛盾的治理措施也呈现出多元化的形式。描述性统计分析结果显示，医疗纠纷调解在一级指标中占比最大，为 60.0%，且云图中处于中心聚集区的关键词"调解"显得尤为突出，说明医疗纠纷调解为治理医患矛盾的主要措施。随着新医改的深入推进，医疗纠纷调解机制不断完善，主要包括人民调解、三调解一保险机制、医疗纠纷第三方调解机制等。由于医疗纠纷调解具有便捷性、高效性和自愿性的特点[312]，与现代人追求效率、民主的思想相符合，因此调解工作在医患矛盾治理方面发挥着不可或缺的作用，在多种治理措施中占据重要地位。

7.1.4　医患矛盾治理对策建议

7.1.4.1　完善相关立法，树立法律威信

现阶段我国因医患矛盾引起的暴力伤医事件层出不穷，虽然政府已出台了多项关于医患矛盾治理的政策文件，如《关于印发维护医疗秩序打击涉医违法犯罪专项行动方案的通知》《印发〈关于对严重危害正常医疗秩序的失信行为责任人实施联合惩戒合作备忘录〉的通知》《医疗纠纷预防和处理条例》等，但大多为通知、意见等法律效力较低的政策文件，法律法规较少，且卫生健康领域的法律迄今为止仅有一部。因此，应加快完善医患矛盾治理的相关立法，制定高效力的针对性法律法规，使执法人员有法可依，运用法律武器严厉打击伤害医务人员和严重医闹的违法犯罪行为，树立法律威信。

7.1.4.2　推进医疗责任保险制度的发展，缓和医患矛盾

医疗责任保险制度是缓和医患矛盾、促进医疗卫生事业健康发展的重要途径[313]。近年来，随着医患矛盾事件的不断增加，国家出台多部政策文件以推进医疗责任保险的发展，如 2014 年出台了《关于加强医疗责任保险工作的意见》，其中明确指出要推动医疗责任保险的实施，提高参保率和服务水平。但目前我国医疗机构与保险公司积极性不高，参保率低，导致我国医疗责任保险制度发展缓慢[314]。因此，首先，应大力宣传医疗保险责任制度的优势，以提高医疗机构参保的积极性；其次，以立法的形式推进医疗保险责任制度，从而解决如今发展进程缓慢的现状。

7.1.4.3　增加部门间的协作，共同治理医患矛盾

研究结果显示，部门间联合行动类措施占总体的 6.7%，说明部门间协作存在障碍。妥善治理医患矛盾，仅靠卫生部门一家之力远远不够，还需要卫

生、公安、司法等多个部门加强协作。因此，首先，应建立信息沟通机制，加强部门间的沟通，及时研讨医患矛盾问题；其次，共同制订暴力冲突应急预案，明确各部门的职责范围，一旦发生暴力伤医事件，各部门各司其职，相互配合，共同治理医患矛盾，以维护良好的医疗秩序；最后，制定责任制度，司法部门对各部门进行监督，若出现不作为行为，及时对其进行问责。

7.1.4.4　坚持标本兼治，加强医患矛盾防范

深化医患矛盾治理，必须坚持"治标"与"治本"相结合，才能从根本上解决问题。"治标"是指在面对突发的医患冲突时，对暴力伤医杀医的违法犯罪行为进行严惩，依法加大打击力度，但这种严惩行为并不能根除医患之间的矛盾，只能解决当务之急。"治本"是指根据医患矛盾的成因，提出科学的防范措施，从源头解决医患矛盾。研究表明，现阶段我国的医患矛盾主要分为医疗结果、医疗技术、服务态度、医疗费用、医疗时间和医疗贿赂等六个方面[51]，具体表现为患者产生不理智情绪而引发对医务人员的过激行为。对于医疗机构而言，首先，医疗机构要注重质量与安全管理，加强对医疗人员技术的培训，增强患者对医疗机构的信任；其次，坚持以患者为中心，加强医德医风建设，提高医疗服务水平，从而提升患者感知服务质量；再次，健全双向沟通机制，增加医患沟通，了解患者真实诉求；最后，建立投诉管理部门，及时处理患者问题。对于患者而言，第一，通过信息沟通，调整患者超出常规的期望水平，缩小期望与现实感知的差距；第二，开展普法教育，增加公众法治意识，当发生冲突时保持理性，以平和的心态看待问题，理智处理矛盾，不因冲动产生过激行为，通过人民调解等合法途径维护正当权益。

7.1.4.5　加强安保力量，保障医务人员合法权益

如今的医患矛盾愈演愈烈，逐渐演变为暴力冲突事件。冲突事件中的患者从以前的受害者变为主动挑起矛盾的加害者，而医方则成为"被动挨打"的受害者。加强医院安保是保护医务人员合法权益的重要措施之一，虽然国家已出台多部政策文件明确指出切实维护医疗机构治安秩序的措施，如《国家卫生计生委办公厅公安部办公厅关于加强医院安全防范系统建设的指导意见》中指出，保安员数量按照不低于在岗医务人员总数的3%或20张病床1名保安或日均门诊量的3‰的标准配备等，但真正落实的医疗机构并不多。基于此，对于医疗机构而言，应建立并落实24小时值班制度，加强保卫人员安全巡逻，尤其是三甲医院的急诊科、住院部、ICU、耳鼻喉科、儿科等暴力冲突高发科室；加强对保卫人员的培训，如组织突发安全事件演练，提高保卫人员的应急

能力；推进医警联合制度的落实，积极与公安部门联络，一旦发生暴力冲突事件，及时联系公安部门。对于卫生管理部门而言，应加强对医疗机构督促，定期检查医疗机构安全防范工作。

7.1.4.6　发挥媒体正面引导作用，营造良好社会氛围

媒体的失责也会引起医患矛盾[22]。媒体失责主要表现在急功近利和新闻消费方面。现如今许多媒体不断报道医患矛盾的负面新闻以博取读者眼球，造成一些报道靠情绪吸引公众，而不是依靠事实。因此，媒体应客观、真实地报道医患矛盾事件，发挥正面引导作用，营造良好的社会氛围。具体而言，首先，由于医疗行业的特殊性，媒体人要具有一定的医学素养；其次，坚持真实、客观的原则，理性报道，不带主观情绪；最后，多进行积极正面的报道，如宣传新型冠状病毒肺炎期间，医务人员奔赴一线的无私奉献精神。传递正能量，增加患者对医务人员的理解，有利于缓和医患关系。

7.2　基于治标视角的新媒体视域下医患矛盾热点事件公众情绪疏导策略

7.2.1　医患矛盾热点事件网络舆情和公众情绪监测

7.2.1.1　选择监测媒介

2020年第一季度新浪微博财报公布，截至2020年第一季度新浪微博月活跃用户达到5.5亿人次，同比大增8500万人次，日活跃用户2.41亿人次，同比大增3800万人次，单季净增长创下历史新高。2020年疫情期间，新浪微博在政府、媒体民众发声及讨论方面展现出社交媒体的平台价值和独特优势，七万家政府部门和媒体发布近600万条微博，阅读量超过4000亿人次；疫情期间每天有2亿用户通过微博追踪疫情信息。由此可见，微博的用户群体庞大，是官方和民间发布信息和沟通交流的主流新媒体。天津武警医院暴力袭医事件在网络曝光后，在微博上引发热议，产生了2万余条评论，公众在评论中纷纷表达自己的情绪和态度。基于此，可选择新浪微博作为监测医患矛盾热点事件网络舆情和公众情绪的主要媒介。

7.2.1.2　确定监测主体

医疗机构和卫生管理部门是医患矛盾热点事件舆情和公众情绪监测的主

体。医疗机构和卫生管理部门可指定专人专岗负责医院舆情监测工作，工作内容包括常态性监测和应急性监测。常态性监测是指每天例行的监测，可通过网络爬虫工具，以医院名称为关键词，通过新浪微博端口爬取相关博文，掌握医院舆情动态。应急性监测是指医院发生了医患矛盾事件时，进行针对性监测，监测工具依然可以选择网络爬虫工具，通过组合"医院名称""事件名称"关键词的方式，每隔指定时间间隔爬取一次数据进行分析。

7.2.1.3 建立监测指标体系

英国经济学家博伊索特提出 I-space 信息空间模型，常被用作网络舆情监测的理论依据，该模型由可编码、可抽象和可扩散三个维度构成。[315] 在网络舆情的空间中，编码维空间用于衡量信息在多大程度上可以被计算机识别，抽象维空间是对源事件的概括与描述，扩散维空间用于衡量舆情传播速度和覆盖面积[316]。本书参照该理论，建立新媒体视域下医患矛盾热点事件网络舆情及公众情绪监测指标体系，其中抽象维对应着医患矛盾事件信息内容和主体，编码维对应着公众情绪，扩散维对应着舆情热度和敏感度，具体指标体系如表7-7所示。

新媒体视域下医患矛盾热点事件舆情与公众情绪监测指标体系包括舆情热度、舆情敏感度、公众情绪、事件信息。其中，舆情热度监测指标包括博文发布量、转发量、评论量、点赞数、微博热点排名。舆情敏感度监测指标包括博文量增长率、转发量增长率、评论量增长率。公众情绪监测指标包括正向情绪评论量、负向情绪评论量、中性情绪评论量和网民活跃度。事件信息监测指标主要是对博文和评论内容进行分析的基础上，分析媒体报道和用户评论对事件的诱因、事件严重性、处理进展以及施暴者特征，从而判断媒体报道和公众评价的真实性和准确性。

表 7-7 新媒体视域下医患矛盾热点事件舆情与公众情绪监测指标体系

目标层	准则层	指标层
医患矛盾热点事件舆情及公众情绪监测	舆情热度	博文发布量（P1）
		转发量（P2）
		评论量（P3）
		点赞量（P4）
		微博热点排名（P5）

目标层	准则层	指标层
医患矛盾热点事件舆情及公众情绪监测	舆情敏感度	博文量增长率（P6）
		转发量增长率（P7）
		评论量增长率（P8）
	公众情绪	正向情绪评论量（P9）
		负向情绪评论量（P10）
		中性情绪评论量（P11）
		网民活跃度（P12）
	事件信息	事件诱因（P13）
		事件严重性（P14）
		处理进展（P15）
		施暴者特征（P16）

7.2.2 医患矛盾热点事件网络舆情及公众情绪预警

根据上述建立的医患矛盾热点事件网络舆情及公众情绪监测指标体系，对各项指标进行监测和判断，做出高风险—中风险—低风险三级预警。风险等级越高，对医疗机构和相关部门的处理效率要求越高，应越重视与公众之间的沟通，及时向社会公布事件处理结果。

7.2.2.1 高风险——红色预警

第五章研究发现，医患矛盾热点事件造成的后果越严重，如重伤或死亡，在微博引起的关注度越高、传播的速度越快以及持续的时间越长，在微博的一周热度越高，其传播类型多为陡坡型、长坡型和曲折型。由患者对诊疗效果不满引发的医患矛盾热点事件，其在微博上的一周热度显著高于由非诊疗效果原因引发的医患矛盾热点事件。

第六章研究发现，由患者或家属自身原因导致的医患矛盾热点事件以及无故袭医事件引发的同情、恐惧及悲伤情绪显著高于其他类型诱因的事件；致死型医患矛盾热点事件引发的同情、悲伤情绪显著高于未致死型事件；施暴者为公职人员的事件引发的讽刺情绪显著高于非公职人员。新媒体公众情绪演化类型与媒体公布的事件处理结果时机和频次有关。当公众对处理结果满意时，则主要表达高兴和愤怒情绪，当公众对处理结果不满时，则主要表达愤怒和不满情绪。

基于此，当医院发生医患矛盾事件，如辱医、伤医、杀医等医患矛盾热点事件时，应对事件特征作出研判，包括事件的诱因分析、后果严重性分析、袭医者特征分析，监测舆情热度、敏感度和公众情绪类型。如果医患矛盾事件严重性高（如出现致死、重伤），无论何种诱因，均作出高风险——红色预警。医疗机构应密切监测网络舆情热度和敏感度，掌握公众情绪反应，并及时向社会公布事件处理结果。

7.2.2.2　中风险——橙色预警

当医患矛盾事件由患者对诊疗效果不满引起，但未造成严重后果，但舆情热度和敏感度较高，则将作出中风险——橙色预警。当医患矛盾热点事件由患者或家属自身原因引起，且患者或家属为公职人员时，即便未造成严重后果，也应作出中风险——橙色预警，因为该类事件容易引发公众热议。

7.2.2.3　低风险——黄色预警

当医患矛盾热点事件由诊疗效果、患者或家属自身问题以外的诱因引起，事件严重程度低（辱骂、轻微伤、轻伤为主），且舆情热度和敏感度低时，作出低风险——黄色预警。

7.2.3　医患矛盾热点事件公众情绪疏导联动机制

新媒体视域下医患矛盾热点事件公众情绪疏导既需要利益相关主体各司其职，做好本职工作，又需要各方联动，沟通协作。

7.2.3.1　司法部门完善法律法规，从严打击医闹和袭医者

第六章调查结果显示，新媒体视域下医患矛盾热点事件公众情绪以愤怒、不满情绪为主。为了安抚社会公众的愤怒、不满情绪，需要司法部门完善相关法律法规，从严打击医闹和袭医者。2018 年以来，我国出台了《医疗纠纷预防和处理条例》《关于对严重危害正常医疗秩序的失信行为责任人实施联合惩戒合作备忘录》《基本医疗卫生与健康促进法》等一系列法律法规来保障医务人员安全，维护医疗秩序，促进医患和谐。然而，根据相关事件处理结果来看，我国法律法规对袭医者的惩罚不足，是袭医事件时有发生的原因，需要进一步完善法律法规，从严打击医闹和袭医者。首先，司法部门可以针对医闹和袭医者出台严惩措施的法律法规，比如根据犯罪性质和程度的不同，判处不同程度的惩罚；其次，司法部门可以建立医闹黑名单，将袭医者纳入黑名单体系，从法律层面高度关注或禁止这一群体进入医院，避免其扰乱医院秩序。

7.2.3.2　涉事医疗机构联动公安，及时调查事件诱因

研究发现，在医患矛盾热点事件诱因方面，主要指由患者或家属不满治疗效果、不满医疗费用、不满医务人员专业技术、患者或家属自身问题、医患沟通问题、不满医务人员响应速度、患者死亡、对医院正常工作不理解、隐私保护等问题导致的医患矛盾热点事件和无任何缘由袭医，其中多数医患矛盾热点事件的发生都有其诱因，无故袭医事件数量相对较少。此外，由于医患矛盾热点事件可能涉及刑事处罚，因此在调查事件诱因时，需要联动公安部门，进行协同处理。当医患矛盾热点事件发生后，首先，涉事医疗机构需要第一时间报警并安抚受害者的情绪，公安部门需要立刻采取措施，控制袭医者，避免造成二次伤害；其次，涉事医疗机构要联动公安部门立刻采取措施，配合调查取证，明确事件发生的诱因，及时向社会公众和媒体进行结果公布，并根据调查结果进行事件结果处理。

7.2.3.3　涉事医疗机构联动媒体，及时公布事件处理进展

随着互联网和社交媒体迅速发展，医闹事件若处理不当，极易引起公众热议，从而引发公众群体情绪，出现负面情绪螺旋现象[317,318]。这就要求涉事医疗机构联动官方媒体，时刻关注并及时公布事件处理进展，避免公众产生不良联想，引起无端揣测，从而对涉事医疗机构产生负面影响。首先，涉事医疗机构可以通过官方微博或微信公众号公布事件处理进展；其次，由于涉事医疗机构官方微博或微信公众号的受众群体相对较小，影响范围较小，因此，可以通过与政府官方媒介进行联动，及时公布事件相关处理信息，让关注此事件的社会公众能够看到相关信息，避免出现负面情绪。

7.2.3.4　涉事医疗机构做好舆情监测，识别不实信息及时辟谣

根据案例整理发现，部分医患矛盾热点事件相关报道存在不实信息，比如护士给儿童扎针后，遭到儿童家属掌掴，部分报道中提到是由于护士专业技术不过关导致，然而经调查发现，这一报道存在偏差，此类不实报道易造成公众对医疗机构的不信任，因此，需要涉事医疗机构做好舆情监测，识别不实信息及时辟谣。研究发现，网络谣言止于信息公开[319]，首先，医疗机构需要在医患矛盾热点事件发生后，第一时间将官方信息通报至官方网站，避免不实信息出现，占据社会公众视线，以免造成不良后果；其次，涉事医疗机构需要提前做好舆情监测，可以通过成立舆情监控部门或外包专业团体，对舆情予以监督[320]，当发现不利或不实信息时，适时疏导或立刻采取措施，进行官方辟谣，防止其不实信息或谣言的负面影响进一步扩大。

7.2.3.5　卫生管理部门制定安保标准，医院加强安保措施

2004 年美国颁布的《医疗和社会服务工作者防止工作场所暴力指南》，其中明确规定了医院应该配备的安保设施以及防止工作场所暴力的一系列相关措施，为我国卫生管理部门制定安保标准提供了参考，我国卫生管理部门需要制定统一的更高的安保标准，让医院实施安保措施有例可循。首先，可以参考四川省乐山市人民医院做法，形成由民、辅警组成的护医中队并常驻医院，保护医务人员安全，维护医疗秩序；其次，医院可借鉴美国《医疗和社会服务工作者防止工作场所暴力指南》的相关措施加强安保措施；最后，医院可以通过警卫服务外包的方式在重点部位设置一定数量的安保人员，强化医院电子监控装置，以加强区域治安的监督与维护[321]。

7.2.3.6　多主体联动，营造积极社会氛围

邓朝华、任聪（2017）研究发现，69.6% 的被调查者认为当前媒体报道时常片面，是医患关系紧张的重要原因[322]。刘伶俐等（2013）在研究中指出，网络舆论以偏概全，丑化了医生群体形象，加剧了医患冲突，对医患关系产生了负面影响[323]。因此，多主体联动，引导舆情导向，营造积极的社会氛围对缓和医患矛盾具有不可替代的作用。首先，媒体可以通过发起"最美医生"等网络投票对广大医务人员的医德医术及良好的精神风貌进行介绍，加深公众对医生群体的理解；其次，涉事机构可以在网络平台上发布医疗健康知识，使公众掌握一定的医学常识，强化医务人员在公众思想中"白衣天使"的形象；最后，媒体、行政部门等在涉及医患关系信息传播、舆论导向、舆论监督方面应把握好正面宣传和批评报道的"度"，遵循全面、公正的原则，客观报道广大医务人员的无私奉献精神[324]，引导舆情导向，弘扬社会正能量。

第八章 结论和展望

8.1 研究结论

本书以归因理论、网络舆情理论、危机管理理论为基础，以新媒体为研究视域，探究和谐医患关系构建策略体系。第一，运用问卷调查法，分析了医疗行业工作场所暴力现状。第二，以归因理论为基础，厘清了新媒体视域下医患矛盾热点事件特征和诱因。第三，以网络舆情理论为基础，探究了新媒体视域下医患矛盾热点事件网络舆情传播类型及影响因素。第四，以情绪理论为基础，探明了新媒体视域下医患矛盾热点事件公众情绪特征、演化规律及影响因素。第五，从政策、法律法规视角，系统梳理了国家层面医患矛盾治理现状与存在的局限性。第六，以危机管理理论为基础，建立了新媒体视域下和谐医患关系构建策略体系。本书的主要结论如下。

8.1.1 医疗行业工作场所暴力呈缓解趋势

医疗行业工作场所暴力发生率呈下降趋势。医疗行业工作场所暴力以语言攻击为主，尤其是责骂等有损个人尊严的言语较多。医务人员所在医院等级、医院类型和工作岗位对工作场所暴力发生率有影响。男性遭受躯体攻击的发生率高于女性，民营医院工作人员遭遇躯体攻击的概率高于公立医院。医疗行业工作场所暴力诱因多元化，以患者或家属对医院正常工作不理解为主。医疗行业工作人员应对工作场所暴力方式多样化，以"耐心解释""忍让回避"为主。

8.1.2 新媒体视域下医患矛盾热点事件特征存在差异

本书运用案例研究法和内容分析法，对 415 起医患矛盾热点事件进行分析，从涉事医院等级、科室、地理位置、严重性角度对新媒体视域下医患矛盾热点事件特征进行分析，从患者、医生、医院视角剖析医患矛盾热点事件诱因。研究结果发现：（1）三级甲等和二级甲等医院发生医患矛盾热点事件的数量最为集中，分别占总体的 50% 和 25.2%，其中，三甲医院成为医患矛盾热点事件发生的重灾区；（2）急诊科、住院部、儿科、影像科成为医患矛盾热点事件高发区；（3）医生和护士成为袭击的主要对象。在伤亡人员中，医护人员的占比最大，高达 89%。究其原因，是因为患者与医务人员的接触点最多。

8.1.3 新媒体视域下医患矛盾热点事件诱因多元化

新媒体视域下医患矛盾热点事件的诱因多元化，包括诊疗效果、医患沟通、响应速度、医疗费用、隐私保护、患者或家属自身问题、医疗纠纷七大方面。其中诊疗效果未达到预期水平成为主要诱因，并且是恶性医患矛盾热点事件和致死性医患矛盾热点事件的关键诱因，包括患者对治疗效果不满意、患者死亡和患者对医护人员的技术水平不满意。患者或家属自身问题和医患沟通引发的医患矛盾热点事件数量仅次之。

8.1.4 医患矛盾热点事件网络舆情传播聚类为八种类型

本书引入自组织特征映射神经网络和多项式函数拟合两种方法，选取了2011—2018 年在微博上引起热议的 60 起医患矛盾热点事件作为样本，采用神经网络 SOM 模型对博文的数量变化进行聚类，并在 MATLAB 软件中用多项式函数拟合的方法对数据做预测分析。研究发现，医患矛盾热点事件在微博上的传播聚类为八种类型，分别为陡崖型、瀑布型、曲折型、险峻型、突变型、海浪型、陡坡型和长坡型。

8.1.5 医患矛盾热点事件后果严重性及诱因影响舆情传播

医患矛盾热点事件造成的后果越严重，如重伤或死亡，在微博引起的关注度越高、传播的速度越快以及持续的时间越长，其传播类型多为陡坡型、长坡型和曲折型。医患矛盾热点事件造成的后果越严重，在微博的一周热度越高。由患者对诊疗效果不满引发的医患矛盾热点事件，其在微博上的一周热度显著高于由非诊疗效果原因引发的医患矛盾热点事件。

8.1.6 医患矛盾热点事件公众情绪以愤怒和不满为主

本书运用案例研究法和内容分析，对 13 起医患矛盾热点事件进行系统分析，研究结果表明：

新媒体视域下医患矛盾热点事件激发了公众愤怒、恐惧、同情、不满、幸灾乐祸、无奈、讽刺、质疑、吃惊、悲伤、心寒、高兴、理性 13 种情绪类型。

其中，愤怒、恐惧、同情、不满、讽刺和理性情绪在各个事件均有出现，愤怒和不满在各事件中所占比例最大。

网民的不满情绪指向政府、医院、评论者、社会公众、媒体和患者多个主体，其中以政府和医院为主，对政府的不满主要表现为处理措施、相关部门、医疗制度及法律四个方面；对医院的不满，主要表现在医生技术、医生态度、医院管理、医院安保、医生职业素质及医院收费六个方面。

由患者或家属自身原因导致的医患矛盾热点事件以及无故袭医事件引发的同情、恐惧及悲伤情绪显著高于其他类型诱因的事件（包括医患沟通、诊疗效果、响应速度、隐私保护）；致死型医患矛盾热点事件引发的同情、悲伤情绪显著高于未致死型事件；施暴者为公职人员的事件引发的讽刺情绪显著高于非公职人员。

8.1.7 医患矛盾热点事件公众情绪演化包含四种类型

医患矛盾热点事件的情绪演化呈现常规性、爆破型、简单振荡型、复杂振荡型等四种类型。常规型事件引发的公众情绪经历了潜伏期、上升期，井喷期、消退期和平复期五个阶段，从情绪潜伏至情绪平复一般经历4—6天时间。爆破型事件在网络曝光后，短时内迅速引起公众关注，公众情绪在当天积累至最高水平，呈井喷式爆发，而后逐渐消退，直至平息。简单振荡型事件引发的公众情绪经历了潜伏期、上升期、井喷期，消退期、反弹期、平复期，公众情绪持续的周期更长，为7—10天。复杂振荡型事件引发的公众情绪演化在简单振荡型基础上，出现多次消退、反弹，缓慢进入平复期。

8.1.8 事件处理结果公布时机和频次影响公众情绪演化

医患矛盾热点事件诱因、后果严重性、施暴者身份特征与公众情绪演化规律并不存在显著相关性，而与媒体公布的事件处理结果时机和频次有关。处理结果变化性越大，公布时间周期越长，情绪持续的时间越长。处理结果的每次公布均能引发公众热议，激发公众高兴、愤怒或不满情绪。当公众对处理结果满意时，则主要表达高兴和愤怒情绪，当公众对处理结果不满时，则主要表达愤怒和不满情绪。

8.1.9 治本视角下和谐医患关系建设措施

本书运用内容分析法，对新医改以来的医患矛盾治理政策、法律法规进行了文本挖掘，归纳出医疗纠纷治理、医院管理、风险分担、监督管理、法律法规、营造社会氛围和部门间联合行动 7 个维度共计 29 项指标的和谐医患关系建设措施。研究发现了医患矛盾治理存在的五大问题：医患矛盾治理措施以医疗纠纷治理为主，但部门间协作存在障碍；医患矛盾治理主体以政府为主，尚未形成多方治理；联合发文的增长幅度有所提升，但仍以单独发文为主；政策平均效力处于低水平，有待进一步提升；医患矛盾治理措施多元化，以医疗纠纷调解为主。提出了六项措施，包括：完善相关立法，树立法律威信；推进医疗责任保险制度的发展，缓和医患矛盾；增加部门间的协作，共同治理医患矛盾；坚持标本兼治，加强医患矛盾防范；加强安保力量，保护医务人员合法权益；发挥媒体正面引导作用，营造良好社会氛围。

8.1.10 治标视角下和谐医患关系构建策略体系

以危机管理理论为理论框架，以 I-space 信息空间模型为基础，从公众情绪监测、预警、疏导角度，提出新媒体视域下医患矛盾热点事件公众情绪疏导策略体系。新媒体视域下医患矛盾热点事件公众情绪监测体系包含监测媒体、监测主体和监测指标体系，根据监测指标参数，确定了高—中—低风险三级预警体系。在此基础上，提出了 6 项疏导策略：司法部门完善法律法规，从严打击医闹和袭医者；涉事医疗机构联动公安，及时调查事件诱因；涉事医疗机构联动媒体，及时公布事件处理进展；涉事医疗机构做好舆情监测，识别不实信息及时辟谣；卫生管理部门制定安保标准，医院加强安保措施；多主体联动，营造积极社会氛围。

8.2 理论贡献

（1）系统刻画了新媒体视域下医患矛盾热点事件特征，明确了医患矛盾热点事件诱因。本书从事发时间分布、地理分布、事发医疗机构类型、科室分布、严重性等方面分析新媒体视域下医患矛盾热点事件特征，从诊疗效果、医患沟通、响应速度、医疗费用、隐私保护、患者或家属自身问题、医疗纠纷 7 个方面分析医患矛盾热点事件诱因，并识别出患者对诊疗效果不满、患者或家属自身问题和医患沟通为关键诱因。本书为探究新媒体视域下医患矛盾热点事件舆情传播类型和公众情绪演化规律奠定了理论基础。

（2）明确了新媒体视域下医患矛盾热点事件舆情传播类型和影响因素。已有研究主要聚焦于医患矛盾舆情影响因素研究、动力机制研究以及事件特征研究等方面，尚未采用多案例研究对新媒体视域下医患矛盾热点事件舆情传播类型进行系统研究。本书运用 SOM 神经网络和多项式函数拟合方法，将医患矛盾热点事件在微博上的传播聚类为陡崖型、瀑布型、曲折型、险峻型、突变型、海浪型、陡坡型和长坡型八种类型，明确了事件严重性、诱因对舆情传播的影响，丰富了舆情传播理论，为医院和卫生管理部门进行舆情管理和医患矛盾治理提供理论依据。

（3）探明了医患矛盾热点事件公众情绪特征及影响因素。关于情绪特征的研究成果非常丰富，然而国内外鲜有学者针对新媒体视域下医患矛盾热点事件公众情绪特征开展研究。本书以情绪理论为基础，探明了新媒体视域下医患矛盾热点事件公众情绪包含愤怒、恐惧、同情、不满、幸灾乐祸、无奈、讽刺、质疑、吃惊、悲伤、心寒、高兴、理性 13 种情绪类型，厘清了各种情绪在不同类型事件中的分布，剖析了公众不满情绪的指向，发现了事件诱因、后果严重性对公众情绪反应的影响，丰富了情绪理论。

（4）明晰了医患矛盾热点事件公众情绪演化规律及影响因素。已有关于情绪演化的研究聚焦于网络环境下社会突发事件，国内外鲜有学者对新媒体环境下医患矛盾热点事件的公众情绪演化进行研究。本书以情绪演化理论为基础，归纳出医患矛盾热点事件公众情绪演化的四种类型，发现事件处理结果公布频次和时机影响公众情绪演化类型。该研究结论丰富了情绪演化研究成果。

（5）构建了新媒体视域下医患矛盾热点事件公众情绪疏导策略体系。已有研究从制度、医院、媒体、公众等角度探究医患矛盾疏导策略。而新媒体视域下的医患矛盾热点事件属于突发危机事件，如何有效地疏导公众负面情绪，已有研究很少涉及。本书从标本兼治的视角，提出了六项医患矛盾治理措施，建立了新媒体视域下医患矛盾热点事件公众负面情绪的监测预警、应急应对、情绪修复等疏导策略，进一步深化了危机管理理论。

8.3　研究局限与未来展望

8.3.1　研究局限

受到研究资源和研究条件的限制，本书尚存在一些局限。

（1）本书在做新媒体视域下医患矛盾热点事件网络舆情传播类型预测和公众情绪演化规律分析时选择的案例时间跨度大，由于在不同的时间段，网民基数有所差异，可能会在一定程度上影响分析结果。本书通过爬虫软件爬取微博博文和评论，是爬取时点的存量数据，而在事件发展过程中，可能存在删帖行为，导致存量数据与事实存在差异，从而影响分析结果的精准性。

（2）本书在探索公众情绪演化规律时，根据事件诱因、严重性、热度等标准选择了13个事件作为研究对象，由于新媒体视域下医患矛盾热点事件公众情绪表达复杂，且语义具有高情境化，如果采用分词软件自动分词判断语言将存在较大误差，因此，本书采用了人工标注方式，工作量非常大。因此，案例选择的数量偏少，可能影响研究结论的普适性。

（3）由于网络上获取的信息量有限，本书探讨的影响因素主要以事件诱因、严重性、袭医者特征、司法处理结果为切入点，尚不能全面揭示新媒体视域下医患矛盾热点事件公众情绪演化机理。

8.3.2 未来展望

根据本书的局限性，未来可以在以下三方面进行优化：

（1）建立情绪分词词库，采用机器学习方式，自动标识公众情绪类型，从而支撑更多的案例进入分析库，增强理论饱和度。

（2）纳入更多分析指标，如袭医者身份特征、医院处理措施变量，深入挖掘新媒体视域下公众情绪演化机理。

（3）本书主要采用线上数据进行研究挖掘，未来可以通过问卷调查法，进一步探索医患矛盾热点事件公众情绪演化机理和疏导策略。

附录：医患矛盾热点事件一览表

序号	事件名称	发生地	时间	事发医院名称	科室
1	青岛暴力伤医事件	山东	2011年1月4日	青岛市立医院	急诊科
2	上海新华医院医护人员被刺事件	上海	2011年1月31日	上海新华医院	心胸外科
3	内蒙古包头暴力伤医事件	内蒙古	2011年2月21日	蒙中医院	骨科
4	上海男子酒后殴打医生事件	上海	2011年3月28日	上海静安区中心医院	急诊科
5	男子误认输液被插队打伤4名医务人员事件	广东	2011年4月5日	深圳市第二人民医院	急诊科
6	大连暴力伤医事件	辽宁	2011年4月21日	大连市第二人民医院	超声科
7	江西上饶扰医事件	江西	2011年5月30日	江西省上饶市人民医院	儿科
8	广东东莞长安医院杀医事件	广东	2011年8月1日	东莞市长安医院	内科
9	温州医学院附属第二医院伤医事件	浙江	2011年8月17日	温州医学院附属第二医院	口腔科

续表

序号	事件名称	发生地	时间	事发医院名称	科室
10	诸暨市枫桥医院伤医事件	浙江	2011 年 8 月 18 日	诸暨市枫桥医院	急诊科
11	北京大学人民医院伤医事件	北京	2011 年 9 月 8 日	北京大学人民医院	呼吸科
12	同仁医生被砍事件	北京	2011 年 9 月 15 日	北京同仁医院	耳鼻喉科
13	桐城市人民医院暴力伤医事件	安徽	2011 年 10 月 2 日	桐城市人民医院	急诊科
14	青岛"120"医生接诊反被打事件	山东	2011 年 10 月 6 日	青岛市急救中心	急诊科
15	北京协和医院暴力伤医事件	北京	2011 年 10 月 9 日	北京协和医院	住院部
16	顺德暴力伤医事件	广东	2011 年 10 月 26 日	顺德聚龙医院	眼科
17	潮州院长被砍事件	广东	2011 年 11 月 3 日	潮州男科医院	男科
18	深圳市第二人民医院伤医事件	广东	2011 年 11 月 3 日	深圳市第二人民医院	妇产科
19	合肥市第二人民医院伤医事件	安徽	2011 年 11 月 14 日	合肥市第二人民医院	急诊科
20	绵阳暴力伤医事件	四川	2011 年 11 月 26 日	四〇四医院	住院部
21	大连伤医事件	辽宁	2012 年 2 月 5 日	大连医科大学附属第一医院	急诊科

续表

序号	事件名称	发生地	时间	事发医院名称	科室
22	哈医大伤人事件	黑龙江	2012 年 3 月 23 日	哈尔滨医科大学附属第一医院	呼吸科
23	医生因制止患者闯清创室起纠纷登门道歉被殴打事件	浙江	2012 年 3 月 25 日	台州温岭市第四人民医院	骨外科
24	衡阳市第三人民医院杀医事件	湖南	2012 年 4 月 28 日	衡阳市第三人民医院南院	呼吸科
25	家属打伤医生、保安	云南	2012 年 4 月 29 日	曲靖第二人民院	急诊科
26	南京暴力伤医事件	江苏	2012 年 5 月 2 日	南京中大医院	妇产科
27	患者手术室内追打医生事件	湖北	2012 年 5 月 3 日	湖北荆州第一人民医院	急诊科
28	河北暴力伤医事件	河北	2012 年 6 月 19 日	河北医科大学附属第三医院	神经外科
29	深圳鹏程医院暴力伤医事件	广东	2012 年 9 月 2 日	深圳鹏程医院	耳鼻喉
30	同仁医院暴力伤医事件	北京	2012 年 9 月 18 日	北京同仁医院	眼科
31	安医二附院砍人事件	安徽	2012 年 11 月 13 日	安徽医科大学第二附属医院	泌尿科
32	天津暴力伤医事件	天津	2012 年 11 月 29 日	天津中医药大学第一附属医院	针灸门诊

序号	事件名称	发生地	时间	事发医院名称	科室
33	台山市人民医院伤医事件	广东	2012 年 12 月 8 日	台山市人民医院	儿科
34	医院医生查房遭患者家属殴打事件	上海	2013 年 2 月 16 日	龙华医院	住院部
35	上海儿童医院患儿家属伤医事件	上海	2013 年 2 月 20 日	上海市儿童医院	急诊科
36	江西暴力伤医事件	江西	2013 年 3 月 14 日	江西彭泽县人民医院	超声科
37	河北馆陶县袭医事件	河北	2013 年 4 月 29 日	河北馆陶县人民医院	心内科
38	沈阳儿童医院暴力伤医事件	辽宁	2013 年 5 月 15 日	沈阳市儿童医院	儿科
39	北京"120"医生被伤事件	北京	2013 年 6 月 20 日	北京急救中心	急诊科
40	北京安贞医院暴力伤医事件	北京	2013 年 7 月 10 日	北京安贞医院	骨科
41	医生两次无故被患者殴打事件	四川	2013 年 8 月 6 日	西昌市人民医院	急诊科
42	甘肃辱医事件	甘肃	2013 年 8 月 20 日	甘肃省人民医院	急诊科
43	宝安区人民医院暴力伤医事件	广东	2013 年 9 月 9 日	深圳市宝安区人民医院	妇产科

续表

序号	事件名称	发生地	时间	事发医院名称	科室
44	湖南长沙砍伤护士事件	湖南	2013 年 9 月 23 日	湖南省中医药研究院附属医院	整形美容科
45	男子错过医院叫号后殴打医生事件	广东	2013 年 10 月 10 日	深圳儿童医院	放射科
46	广州医科大学附属第二医院暴力伤医事件	广东	2013 年 10 月 21 日	广州医科大学附属第二医院	ICU
47	南宁"120"急救医生夜间出诊被病人家属砍伤事件	广西	2013 年 10 月 22 日	南宁医疗急救中心	急诊科
48	温岭袭医事件	浙江	2013 年 10 月 25 日	浙江温岭市第一人民医院	耳鼻喉
49	暴力打砸医院伤人事件	广东	2013 年 11 月 4 日	佛山三水区白坭镇华立医院	急诊科
50	浙江两名医务人员被围殴受伤事件	浙江	2013 年 11 月 8 日	宁波市第七医院	放射科
51	三名护士被家长打伤事件	山东	2013 年 11 月 11 日	济南市儿童医院	治疗室
52	广州妇产医院袭医事件	广东	2013 年 11 月 27 日	广州妇产医院	妇产科
53	兰大二院连发两起殴护事件	甘肃	2013 年 12 月 14 日	兰大二院	ICU

续表

序号	事件名称	发生地	时间	事发医院名称	科室
54	兰大医院急诊科	甘肃	2013 年 12 月 14 日	兰大二院	急诊科
55	青岛暴力伤医事件	山东	2013 年 12 月 29 日	青岛市内分泌糖尿病医院	住院部
56	西安一医院儿科伤医事件	陕西	2014 年 1 月 20 日	西安市中心医院	儿科
57	浙江伤医辱医事件	湖南	2014 年 2 月 9 日	绍兴二院	肝胆外科
58	黑龙江齐齐哈尔一医生遭钝器殴打致死事件	黑龙江	2014 年 2 月 17 日	齐齐哈尔市北钢医院	耳鼻喉
59	河北保定易县人民医院暴力伤医事件	河北	2014 年 2 月 18 日	易县人民医院	泌尿科
60	峰峰集团总医院一护士被打伤事件	河北	2014 年 2 月 20 日	冀中能源峰峰集团	骨科
61	浙医二院怀孕护士被打致流产事件	浙江	2014 年 2 月 20 日	浙医二院	护士站
62	南京官员夫妇伤医事件	江苏	2014 年 2 月 25 日	南京口腔医院	口腔科
63	就诊插队不成男子打伤护士事件	广东	2014 年 2 月 25 日	北大深圳医院	护士站

续表

序号	事件名称	发生地	时间	事发医院名称	科室
64	丹凤县医院袭医事件	陕西	2014年3月3日	丹凤县医院	急诊科
65	潮州袭医事件	广东	2014年3月5日	广东省潮州市中心医院	急诊科
66	潮州"押医游行"事件	广东	2014年3月5日	潮州市中心医院医治	急诊科
67	宁波男子殴打女医生事件	浙江	2014年3月6日	浙江省宁波市象山县第一人民医院	耳鼻喉
68	北京协和医院两名护士被打伤事件	北京	2014年3月7日	北京协和医院	住院部脑外科
69	港大深圳医院暴力伤医事件	广东	2014年3月8日	香港大学深圳医院	急诊科
70	四川绵竹殴打医生事件	四川	2014年3月8日	四川省绵竹市人民医院	放射科
71	家属殴打医院工作人员事件	四川	2014年3月10日	成都市妇女儿童中心医院	住院部妇产科
72	安徽省儿童医院暴力伤医事件	安徽	2014年3月17日	安徽省儿童医院	住院部
73	广西柳州患者殴打护士事件	广西	2014年3月19日	柳州市中医院	治疗室
74	上海第五人民医院伤医事件	上海	2014年3月21日	上海第五人民医院	肿瘤科

序号	事件名称	发生地	时间	事发医院名称	科室
75	东方医院患儿家属殴打护士事件	北京	2014年3月21日	北京中医药大学东方医院	急诊科
76	成都医生因拒绝患者家属插队被打受伤事件	四川	2014年3月29日	成都市中西医结合医院	超声科
77	浦东妇幼保健院伤医事件	上海	2014年4月	浦东妇幼保健院	妇产科
78	杭州萧山一患者殴打医生	浙江	2014年4月11日	浙江杭州萧山一家医院	内科
79	宿迁24岁妇产男医生被打事件	江苏	2014年4月19日	沭阳县南关医院	妇产科
80	广州白云袭医事件	广东	2014年4月21日	白云区石井人民医院	医务科
81	宁波某医院暴力伤医事件	浙江	2014年4月23日	慈溪二院	口腔科
82	陈金泉等4人伤医事件	福建	2014年5月2日	福建省安溪县中医院	住院部
83	成都一护士凌晨查房遭患者家属殴打事件	四川	2014年5月8日	成都市第一人民医院	住院部
84	新会区人民医院暴力伤医事件	广东	2014年5月19日	新会区人民医院	住院部
85	安庆市"5.24"恶性暴力伤医事件	安徽	2014年5月24日	安徽省安庆市立医院	住院部

序号	事件名称	发生地	时间	事发医院名称	科室
86	兰州市二院袭医事件	甘肃	2014 年 6 月	兰州市二院	急诊科
87	上海恶性袭医事件	上海	2014 年 7 月 14 日	东方医院	急诊科
88	湖北蕲春杀医事件	湖北	2014 年 8 月 3 日	湖北蕲春县妇幼保健院	外科
89	云南辱医事件	云南	2014 年 8 月 27 日	玉龙县人民医院	骨科
90	汝州市第一人民医院伤医事件	河南	2014 年 8 月 28 日	汝州市第一人民医院	未知
91	中铁干部就医时踢伤护士	云南	2014 年 9 月 8 日	云南省第一人民医院	住院部
92	患者家属打伤医生护士事件	河南	2014 年 12 月 6 日	信阳市第三人民医院	急诊科
93	北京护士遭遇暴力伤害事件	北京	2014 年 12 月 20 日	望京医院	住院部肿瘤科
94	沧州伤医事件	河北	2015 年 1 月 4 日	沧州市中心医院	住院部
95	四川护士被打致流产事件	四川	2015 年 1 月 14 日	四川泸州古蔺县人民医院	急诊科
96	十堰法官伤医事件	湖北	2015 年 2 月 21 日	湖北省十堰市人民医院	ICU

序号	事件名称	发生地	时间	事发医院名称	科室
97	睢县中医院辱医事件	河南	2015 年 2 月 21 日	睢县中医院	急诊科
98	东莞社区医院故意伤害医生事件	广东	2015 年 2 月 28 日	东莞塘厦镇林村社区莞某医院	门诊大厅
99	精神科医生被患者捅伤事件	浙江	2015 年 2 月 28 日	杭州京都医院	精神科
100	重庆市涪陵中心医院护士被打事件	重庆	2015 年 3 月 8 日	重庆市涪陵中心医院	急诊科
101	台州三门暴力伤医事件	浙江	2015 年 3 月 10 日	台州市三门县人民医院	急诊科
102	垫江县人民医院暴力伤医事件	重庆	2015 年 3 月 19 日	垫江县人民医院	肿瘤科
103	重庆垫江县医院暴力伤医事件	重庆	2015 年 3 月 19 日	重庆市垫江县人民医院	住院部
104	广西妇幼保健院暴力伤医事件	广西	2015 年 4 月 6 日	广西壮族自治区妇幼保健院	骨科
105	南山人民医院伤医事件	广东	2015 年 4 月 30 日	南山人民医院	产科
106	山东德州暴力伤医事件	山东	2015 年 5 月 3 日	德州市人民医院	急诊科
107	东阳横店集团医院暴力伤医事件	浙江	2015 年 5 月 25 日	东阳横店集团医院	急诊科

续表

序号	事件名称	发生地	时间	事发医院名称	科室
108	湖北天门市第一人民医院伤医事件	湖北	2015 年 5 月 28 日	湖北天门市第一人民医院	急诊科
109	港大深圳医院护士被打事件	广东	2015 年 6 月 3 日	香港大学深圳医院	住院部
110	南京一医生遭病人家属暴打事件	江苏	2015 年 6 月 4 日	江宁中医院	放射科
111	保定三天俩医生被打事件	河北	2015 年 6 月 4 日	保定市容城县人民医院	内科
112	榆林袭医事件	陕西	2015 年 6 月 5 日	榆林市第二医院	耳鼻喉
113	福州暴力伤医事件	福建	2015 年 6 月 5 日	福建省立医院	耳鼻喉
114	苍南县龙港医院医闹事件	浙江	2015 年 6 月 6 日	苍南县龙港医院	急诊科
115	云大医院暴力伤医事件	云南	2015 年 6 月 7 日	云大医院	护士站
116	富阳市中医骨伤医院暴力伤医事件	浙江	2015 年 6 月 9 日	富阳市中医骨伤医院	住院部
117	儿童医院患儿家长情绪激动掌掴护士事件	上海	2015 年 6 月 11 日	上海市儿童医院	治疗室

序号	事件名称	发生地	时间	事发医院名称	科室
118	中牟县雁鸣湖镇中心卫生院暴力伤医事件	河南	2015 年 6 月 11 日	中牟县雁鸣湖镇中心卫生院	妇产科
119	广西暴力袭医事件	广西	2015 年 6 月 16 日	广西医科大第一附属医院西院	耳鼻喉
120	广西医科大学第一附属医院暴力伤医事件	广西	2015 年 6 月 17 日	广西医科大学第一附属医院	放射科
121	女患者不愿意排号暴力伤医	广东	2015 年 6 月 18 日	深圳市妇幼保健医院福强院区	超声科
122	一言不合 夜班医生遭患者家属暴打	山东	2015 年 6 月 22 日	新泰市第二人民医院	急诊科
123	浦东新区人民医院暴力伤医事件	上海	2015 年 6 月 22 日	浦东新区人民医院	急诊科
124	重庆暴力伤医事件	重庆	2015 年 6 月 24 日	重庆医科大学附属儿童医院	儿科
125	瑞金医院伤医事件	上海	2015 年 6 月 27 日	瑞金医院	妇产科
126	北京朝阳医院医生因拒绝加号被打事件	北京	2015 年 6 月 29 日	北京朝阳医院	皮肤科

续表

序号	事件名称	发生地	时间	事发医院名称	科室
127	三明第二医院暴力伤医事件	福建	2015年6月30日	三明市二院	产科
128	罗湖医院暴力伤医事件	广东	2015年7月4日	罗湖人民医院	急诊科
129	301医生被打事件	北京	2015年7月15日	中国人民解放军总医院	急诊科
130	惠州暴力袭医事件	广东	2015年7月15日	惠州市龙门县人民医院	住院部
131	宁乡暴力伤医事件	湖南	2015年7月22日	宁乡县人民医院	急诊科
132	就医男子殴打女护士事件	贵州	2015年7月23日	贵州省长顺县人民医院	住院部
133	贵阳市第四人民医院手外科暴力伤医事件	贵州	2015年7月31日	贵阳市第四人民医院	手外科
134	贵阳恶性伤医事件	贵州	2015年7月31日	贵阳市第四人民医院	骨科
135	上海儿童医院暴力伤医事件	上海	2015年8月2日	上海市儿童医院	急诊科
136	深圳女患者暴力伤医事件	广东	2015年8月5日	龙华新区人民医院	妇科
137	常州暴力伤医事件	江苏	2015年8月6日	常州妇幼保健医院	住院部妇产科
138	江苏泰州暴力伤医事件	江苏	2015年8月8日	泰州兴化戴南人民医院	皮肤科

序号	事件名称	发生地	时间	事发医院名称	科室
139	广东高州暴力伤医事件	广东	2015 年 8 月 25 日	广东高州市人民医院	住院部
140	宁波暴力伤医事件	浙江	2015 年 8 月 27 日	宁波市镇海区中医院	治疗室
141	杭州市第二人民医院暴力伤医事件	浙江	2015 年 9 月 5 日	杭州市第二人民医院	急诊科
142	江苏启东暴力伤医事件	江苏	2015 年 9 月 8 日	启东市第一人民医院	住院部
143	湘雅医院暴力伤医事件	湖南	2015 年 9 月 9 日	中南大学湘雅医院	急诊科
144	江西省九江市彭泽县人民医院暴力伤医事件	江西	2015 年 9 月 12 日	江西省九江市彭泽县人民医院	急诊科
145	彭泽县人民医院扰医事件	江西	2015 年 9 月 12 日	彭泽县人民医院	急诊科
146	杭州暴力伤医事件	浙江	2015 年 9 月 14 日	杭州市二医院	急诊科
147	印江县人民医院暴力伤医事件	贵州	2015 年 9 月 18 日	印江县人民医院	内科
148	大连袭医事件	辽宁	2015 年 9 月 19 日	大连大学附属新华医院	普外科
149	上海国际和平妇婴保健院暴力伤医事件	上海	2015 年 9 月 26 日	上海国际和平妇婴保健院	急诊科

序号	事件名称	发生地	时间	事发医院名称	科室
150	河南周口辱医事件	河南	2015 年 9 月 27 日	周口太康县人民医院	儿科
151	江苏暴力伤医事件	江苏	2015 年 10 月 4 日	盐城市第三人民医院	康复科
152	深圳人民医院暴力伤医事件	广东	2015 年 10 月 8 日	深圳人民医院	急诊科
153	如皋暴力伤医事件	江苏	2015 年 10 月 8 日	皋市人民医院	五官科
154	广医三院恶性伤医事件	广东	2015 年 10 月 23 日	广医三院	住院部骨科二病区
155	河南暴力伤医事件	河南	2015 年 11 月 1 日	长葛人民医院	CT 室
156	宁夏医生遇刺事件	宁夏	2015 年 11 月 12 日	宁夏医科大学总医院	皮肤科
157	积水潭医院伤医事件	北京	2015 年 11 月 15 日	积水潭医院	烧伤科
158	广东暴力伤医事件	广东	2015 年 12 月 23 日	吴川市西南医院	未知
159	德阳市暴力伤医事件	山东	2016 年 1 月 5 日	德阳市人民医院	急诊科
160	苏州暴力伤医事件	江苏	2016 年 1 月 29 日	苏州大学附属儿童医院	儿科
161	东莞东华医院袭医事件	广东	2016 年 2 月 27 日	东莞东华医院	急诊科

序号	事件名称	发生地	时间	事发医院名称	科室
162	松江区中心医院暴力伤医事件	上海	2016 年 3 月 3 日	松江区中心医院	急诊科
163	上海急诊医生深夜被打事件	上海	2016 年 3 月 4 日	静安区中心医院	急诊科
164	淮北市杜集区人民医院暴力伤医事件	安徽	2016 年 3 月 21 日	淮北市杜集区人民医院	精神科
165	东阳市人民医院暴力伤医事件	浙江	2016 年 3 月 28 日	东阳市人民医院	未知
166	遵义暴力伤医事件	贵州	2016 年 4 月 8 日	遵义市妇幼保健院	急诊儿科
167	贵州省某妇幼保健院暴力伤医事件	贵州	2016 年 4 月 8 日	贵州省某妇幼保健院	急诊儿科
168	湘阴暴力伤医事件	湖南	2016 年 4 月 15 日	湘阴县人民医院	未知
169	常平医院伤医事件	广东	2016 年 4 月 17 日	常平医院	儿科
170	兰州连铝总医院暴力伤医事件	甘肃	2016 年 4 月 19 日	兰州连铝总医院	未知
171	无锡市人民医院急诊科暴力伤医事件	江苏	2016 年 4 月 22 日	无锡市人民医院	急诊科

续表

序号	事件名称	发生地	时间	事发医院名称	科室
172	湖南省桃源县妇幼保健医院暴力伤医事件	湖南	2016 年 4 月 23 日	湖南省桃源县妇幼保健医院	妇产科
173	随州市暴力伤医事件	湖北	2016 年 4 月 23 日	随州市中心医院	住院部
174	上海某儿童医院袭医事件	上海	2016 年 4 月 24 日	上海某儿童医院	急诊科
175	醉汉急救车上殴打咬伤医生	北京	2016 年 5 月 4 日	右安门医院	急诊科
176	广东省人民医院暴力伤医事件	广东	2016 年 5 月 5 日	广东省人民医院	空腔科
177	银川市第一人民医院暴力伤医事件	甘肃	2016 年 5 月 6 日	银川市第一人民医院	急诊科
178	江西省人民医院暴力伤医事件	江西	2016 年 5 月 10 日	江西省人民医院	呼吸内科
179	宁夏人民医院暴力伤医事件	宁夏	2016 年 5 月 10 日	宁夏人民医院	急诊科
180	重庆石柱医生暴力伤医事件	重庆	2016 年 5 月 11 日	重庆市石柱土家族自治县中医院	外科
181	山东男子暴力伤医事件	山东	2016 年 5 月 16 日	山东曲阜市人民医院	外科
182	湖南长沙县暴力伤医事件	湖南	2016 年 5 月 17 日	湖南长沙县江背镇中心卫生院	住院部

序号	事件名称	发生地	时间	事发医院名称	科室
183	湖南邵东县人民医院暴力伤医事件	湖南	2016 年 5 月 18 日	湖南邵东县人民医院	五官科
184	江苏男护士遭患者家属施暴致重伤事件	江苏	2016 年 5 月 19 日	高邮市中医院	康复科
185	江宁暴力伤医事件	江苏	2016 年 5 月 20 日	江宁医院	超声科
186	云南玉溪暴力伤医事件	云南	2016 年 5 月 21 日	玉溪市人民医院	内科
187	宁德暴力伤医事件	福建	2016 年 5 月 21 日	宁德市医院	急诊科
188	佛山暴力伤医事件	广东	2016 年 5 月 22 日	金沙医院	未知
189	宁阳县第一人民医院医闹事件	山东	2016 年 5 月 22 日	宁阳县第一人民医院	口腔科
190	潮阳区大峰医院暴力伤医事件	广东	2016 年 5 月 23 日	潮阳区大峰医院	肾内科
191	合肥市市第一人民医院暴力伤医事件	安徽	2016 年 5 月 25 日	合肥市市第一人民医院	急诊科
192	兰大一院暴力伤医事件	甘肃	2016 年 5 月 30 日	兰大一院	急诊科
193	甘肃省人民医院西院伤医事件	甘肃	2016 年 6 月 2 日	甘肃省人民医院西院	儿科

序号	事件名称	发生地	时间	事发医院名称	科室
194	珠海暴力伤医事件	广东	2016 年 6 月 2 日	红旗医院	急诊科
195	酒后就医追打医生事件	广东	2016 年 6 月 6 日	中山市人民医院	急诊科
196	深圳市儿童医院暴力伤医事件	广东	2016 年 6 月 7 日	深圳市儿童医院	未知
197	铁厂镇中心卫生院暴力伤医事件	河北	2016 年 6 月 9 日	铁厂镇中心卫生院	未知
198	蓬莱中医院辱医事件	山东	2016 年 6 月 11 日	蓬莱中医院	急诊科
199	上海岳阳医院伤医事件	上海	2016 年 6 月 13 日	上海岳阳医院	放射科
200	广西暴力伤医事件	广西	2016 年 6 月 23 日	广西医科大学第一附属医院	急诊科
201	南通暴力伤医事件	江苏	2016 年 6 月 27 日	江苏南通市第六人民医院	急诊科
202	天津市武清区人民医院暴力伤医事件	天津	2016 年 7 月 1 日	天津市武清区人民医院	儿科
203	嫌拔针慢殴打护士事件	海南	2016 年 7 月 4 日	海医附院	儿科
204	患者家属暴力伤医事件	未知	2016 年 7 月 5 日	某三线城市医院	急诊科
205	兰州醉酒病患殴打医生	甘肃	2016 年 7 月 5 日	榆中县第三人民医院	急诊科

续表

序号	事件名称	发生地	时间	事发医院名称	科室
206	素龙镇社区卫生服务中心暴力伤医事件	广东	2016年7月8日	素龙镇社区卫生服务中心	未知
207	北海市二医院暴力伤医事件	广西	2016年7月9日	北海市二医院	急诊科
208	桂林临桂县一男子酒后就诊暴打医生事件	广西	2016年7月10日	桂林医学院二附院	急诊科
209	吉林暴力伤医事件	吉林	2016年7月11日	舒兰市人民医院	急诊科
210	台中沙鹿光田医院暴力伤医事件	台湾	2016年7月13日	台中沙鹿光田医院	急诊科
211	惠州暴力伤医事件	广东	2016年7月16日	惠州市惠城区东江泌尿专科医院	泌尿科
212	铅山醉酒男子伤医事件	湖北	2016年7月16日	利川市人民医院	骨科
213	南京儿童医院伤医事件	江苏	2016年7月19日	南京市儿童医院	儿科
214	新郑市人民医院暴力伤医事件	河南	2016年7月19日	新郑市人民医院	放射科
215	酒后追打医生砸救护车事件	上海	2016年7月19日	上海市嘉定区医疗急救中心	急救科

续表

序号	事件名称	发生地	时间	事发医院名称	科室
216	荆门市京山县人民医院暴力伤医事件	湖北	2016 年 7 月 19 日	荆门市京山县人民医院	未知
217	急救车上辱医事件	湖北	2016 年 7 月 20 日	湖北省中医院光谷	急诊科
218	河北衡水四院暴力伤医事件	河北	2016 年 7 月 21 日	衡水市第四人民医院	未知
219	贵州暴力伤医事件	贵州	2016 年 7 月 24 日	遵义市医学院	产科
220	江苏大学附属医院医闹事件	江苏	2016 年 7 月 31 日	江苏大学附属医院	挂号处
221	无锡一患者醉酒看病无故殴打护士	江苏	2016 年 8 月 2 日	无锡市第二人民医院	急诊科
222	中南医院恶性伤医事件	湖北	2016 年 8 月 5 日	中南医院	急诊科
223	溆浦县中医院暴力伤医事件	湖南	2016 年 8 月 13 日	溆浦县中医院	内科
224	东风东路某医院暴力伤医事件	广东	2016 年 8 月 13 日	东风东路某医院	急诊科
225	男子酒后送友就诊暴打医生事件	湖南	2016 年 8 月 25 日	湖南祁阳县中医院	脑外科
226	故城县医院暴力伤医事件	河北	2016 年 8 月 30 日	故城县医院	骨科

续表

序号	事件名称	发生地	时间	事发医院名称	科室
227	江苏男子酒后暴力袭医	江苏	2016年9月8日	启东市人民医院	神经内科
228	千佛山医院暴力伤医事件	山东	2016年9月13日	千佛山医院	急诊科
229	中秋节女护士被殴打事件	河北	2016年9月15日	丰宁县中医院	住院部
230	许昌辱医事件	河南	2016年9月23日	未知	未知
231	吉大一院暴力伤医事件	吉林	2016年9月25日	吉大一院	妇科
232	山东莱钢医院陈建利暴力伤医事件	山东	2016年10月3日	莱芜市钢城医院	儿科
233	浙江省长兴县人民医院暴力伤医事件	浙江	2016年10月4日	浙江省长兴县人民医院	呼吸内科
234	宝安暴力伤医案	广东	2016年10月5日	宝安区人民医院	外科
235	急诊医生凌晨遭3人打伤事件	贵州	2016年10月7日	贵阳市贵航三〇〇医院	急诊科
236	福建省第二人民医院医闹事件	福建	2016年10月7日	福建省第二人民医院	急诊科
237	四川省骨科医院伤医事件	四川	2016年10月10日	四川省骨科医院	急诊科

序号	事件名称	发生地	时间	事发医院名称	科室
238	湖南急诊医生深夜遭家属围殴事件	湖南	2016 年 10 月 15 日	常德市第一人民医院	呼吸科
239	华西第二医院暴力伤医事件	四川	2016 年 10 月 16 日	华西第二医院	急诊科
240	江苏省中医院暴力伤医事件	江苏	2016 年 10 月 22 日	江苏省中医院	住院部
241	扬州吴桥暴力伤医事件	江苏	2016 年 10 月 26 日	江都区吴桥医院	急诊科
242	湖南省娄底市湘中煤医暴力伤医事件	湖南	2016 年 11 月 2 日	湖南省娄底市湘中煤医	外科
243	郑州市儿童医院暴力伤医事件	河南	2016 年 11 月 3 日	郑州市儿童医院	消化内科
244	蠡县人民医院医闹事件	河北	2016 年 11 月 6 日	蠡县人民医院	急诊科
245	临高暴力伤医事件	海南	2016 年 11 月 9 日	临高县华侨医院	未知
246	河南开封市妇产医院医闹事件	河南	2016 年 11 月 9 日	开封市妇产医院	妇产科
247	南京市某医院暴力伤医事件	江苏	2016 年 11 月 9 日	南京市某医院	未知
248	中南大学湘雅医院伤医事件	湖南	2016 年 11 月 15 日	中南大学湘雅医院	医务部

续表

序号	事件名称	发生地	时间	事发医院名称	科室
249	长治伤医事件	陕西	2016 年 11 月 22 日	山西长治医学院附属和平医院	感染性疾病科
250	广州市第十二人民医院医闹事件	广东	2016 年 11 月 23 日	广州市第十二人民医院	急诊科
251	龙岗区沙湾人民医院伤医事件	广东	2016 年 11 月 24 日	龙岗区沙湾人民医院	急诊科
252	长安伤医事件	陕西	2016 年 11 月 28 日	长安厦边医院	急诊科
253	江西彭泽男子酒后伤医事件	江西	2016 年 12 月 1 日	彭泽县人民医院	急诊科
254	苏州一男子冒用其子医保卡就医遭拒伤医	江苏	2016 年 12 月 4 日	苏州大学附属第二医院	影像诊断科
255	许昌市人民医院暴力伤医事件	河南	2016 年 12 月 7 日	许昌市人民医院	门诊部超声波诊室
256	湖南省人民医院暴力伤医事件	湖南	2016 年 12 月 9 日	湖南省人民医院	呼吸内科
257	湘潭市中心医院伤医事件	湖南	2016 年 12 月 18 日	湘潭市中心医院	妇科
258	湖南湘潭市中心医院伤医事件	湖南	2016 年 12 月 19 日	湘潭市中心医院	消化内科
259	西安市第五医院暴力伤医事件	陕西	2016 年 12 月 22 日	西安市第五医院	急诊科

续表

序号	事件名称	发生地	时间	事发医院名称	科室
260	上海仁济东院伤医事件	上海	2017 年 1 月 1 日	上海仁济医院东院	急诊科
261	武汉光谷官员伤医事件	湖北	2017 年 1 月 1 日	同济医院光谷院区	急诊科
262	四川雅安伤医事件	四川	2017 年 1 月 5 日	四川省雅安市人民医院	急诊科
263	四川泸县伤医事件	四川	2017 年 1 月 7 日	四川省泸州市泸县人民医院	急诊科
264	南京军区南京总医院伤医事件	江苏	2017 年 1 月 17 日	南京军区南京总医院	急诊科
265	山东高唐暴力伤医事件	山东	2017 年 1 月 26 日	山东省高唐县人民医院	眼科
266	河南漯河医闹伤医事件	河南	2017 年 1 月 28 日	河南省漯河市第二人民医院	急诊科
267	山东济南醉酒袭医事件	山东	2017 年 1 月 28 日	山东省济南市千佛山医院	急诊科
268	陕西宝鸡暴力伤医事件	陕西	2017 年 1 月 29 日	陕西省宝鸡市中医院	医技科
269	洛阳伊川伤医事件	河南	2017 年 1 月 29 日	洛阳市伊川县人民医院	急诊科
270	陕西城固干部伤医事件	陕西	2017 年 1 月 30 日	陕西省城固县医院	急诊科
271	陕西省乾县伤医事件	陕西	2017 年 1 月 31 日	陕西省乾县人民医院	脑外科

序号	事件名称	发生地	时间	事发医院名称	科室
272	陕西省森工医院伤医事件	陕西	2017年2月1日	陕西省森工医院	急诊科
273	深圳暴力伤医事件	广东	2017年2月4日	深圳市儿童医院	泌尿外科
274	临沂平邑伤医事件	山东	2017年2月6日	山东省临沂市平邑县人民医院	产科
275	福建暴力伤医事件	福建	2017年2月7日	福建省肿瘤医院	放射治疗科
276	湖南衡阳医闹伤医事件	湖南	2017年2月12日	南华大学附属第二医院	无
277	山东省立医院袭医事件	山东	2017年2月13日	山东省立医院	急诊科
278	山东济南军区总医院伤医辱医事件	山东	2017年2月14日	山东济南军区总医院	急诊外科
279	江苏恶性伤医事件	江苏	2017年2月16日	江苏省人民医院	肝脏外科
280	大理恶性伤医事件	云南	2017年2月21日	云南大理州人民医院	心胸外科
281	河南驻马店暴力伤医事件	河南	2017年2月22日	河南省驻马店市中心医院	普外一科
282	湖南衡东医闹伤医事件	湖南	2017年3月13日	湖南省衡东县人民医院	急诊科

序号	事件名称	发生地	时间	事发医院名称	科室
283	贵州贵阳辱医伤医事件	贵州	2017 年 3 月 15 日	贵阳医学院附属医院	门诊导医台，科室未知
284	四川岳池伤医事件	四川	2017 年 3 月 15 日	四川省广安市岳池县人民医院	急诊科
285	河北省三河伤医事件	河北	2017 年 3 月 21 日	河北省三河市医院	急诊外科
286	山东文登伤医事件	山东	2017 年 3 月 21 日	山东文登整骨医院	创伤科
287	成都袭医事件	四川	2017 年 3 月 23 日	成都市第一人民医院	急诊科
288	重庆彭水袭医事件	重庆	2017 年 3 月 24 日	重庆市彭水县人民医院	神经内科
289	浙江衢州伤医事件	浙江	2017 年 3 月 24 日	浙江省衢州市人民医院	胃肠外科
290	贵州仁怀官员伤医事件	贵州	2017 年 3 月 29 日	贵州省仁怀市人民医院	急诊科
291	湖北广水伤医事件	湖北	2017 年 4 月 6 日	湖北省广水市第一人民医院	产科
292	广州石井医院伤医事件	广东	2017 年 4 月 10 日	广州白云区石井医院	急诊科
293	河南济源伤医辱医事件	河南	2017 年 4 月 19 日	河南省济源市第二人民医院	儿科

序号	事件名称	发生地	时间	事发医院名称	科室
294	陕西旬阳袭医事件	陕西	2017 年 4 月 21 日	陕西省安康市旬阳县人民医院	急诊科
295	江苏靖江杀医事件	江苏	2017 年 4 月 22 日	江苏省靖江市斜桥镇荷花村骨科诊所	骨科
296	湖南长沙伤医事件	湖南	2017 年 4 月 23 日	湖南省长沙市中南大学湘雅三医院	老年病科
297	南京市溧水区卫生院伤医事件	江苏	2017 年 4 月 23 日	南京市溧水区洪蓝镇卫生院	无
298	内蒙古巴彦淖尔袭医事件	内蒙古	2017 年 5 月 3 日	内蒙古省巴彦淖尔市医院	甲乳心胸外科
299	陕西咸阳醉酒伤医事件	陕西	2017 年 5 月 7 日	陕西省核工业二一五医院	急诊科
300	内蒙古包头辱医伤医事件	内蒙古	2017 年 5 月 19 日	包头医学院第二附属医院	内分泌科
301	陕西咸阳恶性伤医事件	陕西	2017 年 6 月 1 日	陕西中医药大学附属医院	心血管科
302	浙江慈溪暴力伤医事件	浙江	2017 年 6 月 4 日	浙江省慈溪市人民医院	急诊科
303	山东惠民医闹伤医事件	山东	2017 年 6 月 15 日	山东省惠民县人民医院	重症监护室
304	广东阳江伤医事件	广东	2017 年 6 月 16 日	广东省阳江市人民医院	急诊科

序号	事件名称	发生地	时间	事发医院名称	科室
305	安徽宣城伤医事件	安徽	2017 年 6 月 18 日	安徽省宣城市人民医院	急诊科
306	天津恶性伤医事件	天津	2017 年 6 月 29 日	天津市第三中心医院	超声科
307	贵州安顺袭医事件	贵州	2017 年 7 月 8 日	中国贵航集团三○二医院	放射科
308	河北威县辱医袭医事件	河北	2017 年 7 月 9 日	河北省威县人民医院	门诊楼，科室未知
309	黑龙江鸡西持刀伤医事件	黑龙江	2017 年 7 月 11 日	黑龙江省鸡西市人民医院	未知
310	河南周口袭医事件	河南	2017 年 7 月 12 日	河南省周口市中心医院	急诊科
311	甘肃张掖袭医事件	甘肃	2017 年 7 月 16 日	甘肃省张掖市高台县中医院	急诊科
312	湖南邵东医患互殴事件	湖南	2017 年 7 月 17 日	湖南省邵东县人民医院	儿科急诊处
313	甘肃张掖伤医事件	甘肃	2017 年 7 月 18 日	甘肃省张掖市高台县中医院	急诊科
314	四川成都暴力辱医袭医事件	四川	2017 年 7 月 21 日	四川省成都市传染病医院	内科
315	广东珠海酒后袭医事件	广东	2017 年 7 月 26 日	广东省珠海市中西医结合医院	急诊科

序号	事件名称	发生地	时间	事发医院名称	科室
316	湖北襄阳伤医事件	湖北	2017年7月29日	湖北省襄阳市中心医院	未知
317	河南民权袭医事件	河南	2017年7月29日	河南省民权县人民医院	急诊科
318	山东济南袭医事件	山东	2017年8月4日	山东省济南市中心医院	消化内科
319	山西太原伤医事件	山西	2017年8月5日	山西省太原市中心医院	急诊科
320	四川邻水辱医伤医事件	四川	2017年8月5日	四川省邻水县中医医院	内一科
321	广东肇庆袭医事件	广东	2017年8月6日	广东省端州区妇幼保健院	急诊科
322	黑龙江省医院袭医事件	黑龙江	2017年8月15日	黑龙江省医院	普外二科
323	黑龙江省医院袭医事件	黑龙江	2017年8月15日	黑龙江省医院	外二科
324	山东商河伤医事件	山东	2017年8月19日	山东省商河县沙河卫生院	未知
325	河南郑州伤医事件	河南	2017年8月27日	郑州大学第二附属医院	神经内科
326	安徽六安袭医事件	安徽	2017年9月1日	安徽省六安市人民医院	神内一科
327	湖南株洲恶性伤医事件	湖南	2017年9月10日	湖南省株洲市人民医院	脊柱外科

序号	事件名称	发生地	时间	事发医院名称	科室
328	湖南东安暴力杀医事件	湖南	2017年9月16日	湖南省东安县湘东微创医院	消化内科，胃镜室
329	山东济南袭医事件	山东	2017年9月17日	山东省济南市千佛山医院	急诊科
330	陕西延安伤医事件	陕西	2017年9月24日	陕西省延安市延川县人民医院	急诊科
331	江苏镇江医闹	江苏	2017年10月9日	江苏大学附属医院（镇江市江滨医院）	急诊科
332	吉林四平恶性伤医事件	吉林	2017年10月15日	吉林省四平市中心医院	消化内科
333	河南汝州伤医事件	河南	2017年10月22日	河南省汝州市第一人民医院	急诊科
334	山东济南醉酒伤医事件	山东	2017年10月24日	山东省济南市济阳县中医院	未知
335	江苏南京袭医事件	江苏	2017年10月24日	江苏省口腔医院	牙周科
336	上海暴力伤医事件	上海	2017年10月27日	上海交通大学医学院附属新华医院	医学影像科
337	河北石家庄伤医事件	河北	2017年10月29日	白求恩国际和平医院	急诊科
338	陕西西安伤医事件	陕西	2017年11月2日	陕西省西安唐城医院	急诊科

序号	事件名称	发生地	时间	事发医院名称	科室
339	河南新乡伤医事件	河南	2017 年 11 月 7 日	河南省新乡卢氏骨科医院	创伤显微外科
340	吉林辽源伤医事件	吉林	2017 年 11 月 12 日	辽源矿业集团总医院	普外科
341	湖南桃源袭医事件	湖南	2017 年 11 月 15 日	湖南省桃源县人民医院	骨一科
342	安徽涡阳伤医事件	安徽	2017 年 11 月 24 日	安徽省涡阳县中医医院	无
343	云南大理医闹事件	云南	2017 年 11 月 28 日	解放军第六十医院	住院部，未知
344	山东聊城辱医伤医事件	山东	2017 年 12 月 4 日	山东省聊城市人民医院	儿科
345	湖北通山伤医辱医事件	湖北	2017 年 12 月 8 日	湖北省通山县人民医院	儿科
346	山西平陆暴力袭医事件	山西	2017 年 12 月 9 日	山西省平陆县人民医院	急诊科
347	湖南益阳伤医事件	湖南	2017 年 12 月 10 日	湖南省益阳市中心医院	内科
348	宁夏泾源伤医事件	宁夏	2017 年 12 月 12 日	泾源县人民医院	外科
349	陕西乾县伤医事件	陕西	2017 年 12 月 14 日	陕西省乾县中医医院	内二科
350	辽宁朝阳伤医事件	辽宁	2017 年 12 月 16 日	辽宁省朝阳市中心医院	急诊科

序号	事件名称	发生地	时间	事发医院名称	科室
351	四川宜宾暴力伤医事件	四川	2017 年 12 月 17 日	宜宾市第二人民医院	心血管内一科
352	陕西汉阴伤医事件	陕西	2017 年 12 月 30 日	陕西省安康市汉阴县人民医院	急诊科
353	湖南桃江伤医事件	湖南	2018 年 1 月 6 日	湖南省益阳市桃江县人民医院	未知
354	安徽淮南伤医事件	安徽	2018 年 1 月 11 日	安徽省淮南妇幼保健院	儿科
355	浙江安吉伤医事件	浙江	2018 年 1 月 18 日	浙江省湖州市安吉县第二人民医院	内科
356	浙江杭州辱医事件	浙江	2018 年 1 月 30 日	浙江省杭州市萧山区第一人民医院	急诊科
357	北京暴力伤医事件	北京	2018 年 2 月 2 日	北京市门头沟区医院	妇产科
358	贵州都匀伤医事件	贵州	2018 年 2 月 3 日	贵州医科大学第三附属医院	心内科
359	江西南昌伤医事件	江西	2018 年 2 月 6 日	南昌大学第二附属医院	检验科
360	江苏淮安袭医事件	江苏	2018 年 2 月 10 日	江苏省淮安市第一人民医院	内科

序号	事件名称	发生地	时间	事发医院名称	科室
361	广西南宁恶性伤医事件	广西	2018 年 2 月 13 日	广西壮族自治区南宁市第二人民医院	中医科
362	山东济南伤医事件	山东	2018 年 2 月 14 日	山东省济南军区总医院	急诊外科
363	陕西宁强辱医伤医事件	陕西	2018 年 2 月 22 日	陕西省汉中市宁强县中医院	急诊科
364	陕西岚皋伤医事件	陕西	2018 年 2 月 26 日	陕西省安康市岚皋县民主镇中心卫生院	产科
365	河南虞城暴力伤医事件	河南	2018 年 3 月 8 日	河南省商丘市虞城县城关镇卫生院	皮肤科
366	安徽泾县恶性伤医事件	安徽	2018 年 3 月 14 日	安徽泾县医院	消化科，胃镜室
367	山东日照市伤医事件	山东	2018 年 3 月 16 日	山东省日照市医院	急诊科
368	浙江平湖伤医事件	浙江	2018 年 3 月 30 日	浙江省平湖市第一人民医院	输液大厅
369	湖北荆门袭医事件	湖北	2018 年 4 月 9 日	荆门某医院	产科
370	河南社旗伤医医闹事件	河南	2018 年 4 月 11 日	河南省南阳市社旗县中医院	门诊楼

续表

序号	事件名称	发生地	时间	事发医院名称	科室
371	陕西宝鸡醉酒伤医事件	陕西	2018 年 4 月 19 日	陕西省宝鸡市岐山县蔡家坡医院	急诊科
372	贵州贵阳伤医事件	贵州	2018 年 4 月 21 日	贵州省贵阳市白云区医院	儿科
373	四川友谊医院伤医事件	四川	2018 年 4 月 25 日	四川友谊医院	无
374	湖南湘潭伤医事件	湖南	2018 年 4 月 27 日	湖南省湘潭市中医院	无
375	湖南郴州伤医事件	湖南	2018 年 5 月 3 日	湖南省郴州市第一人民医院	急诊科
376	山西屯留暴力伤医事件	山西	2018 年 5 月 16 日	山西省屯留县人民医院	急诊科
377	四川南充恶性伤医事件	四川	2018 年 5 月 27 日	川北医学院附属医院	急诊科
378	海南伤医事件	海南	2018 年 6 月 6 日	海南医学院第一附属医院	急诊科
379	广西南宁伤医伤患事件	广西	2018 年 6 月 6 日	南宁市第二人民医院	消化内科
380	汉中职业技术学院附属医院伤医事件	陕西	2018 年 6 月 7 日	陕西省汉中职业技术学院附属医院	骨科
381	辽宁朝阳袭医事件	辽宁	2018 年 6 月 25 日	辽宁省朝阳市中心医院	急诊科

序号	事件名称	发生地	时间	事发医院名称	科室
382	江西景德镇辱医伤医事件	江西	2018 年 6 月 26 日	江西省景德镇市浮梁县人民医院	无
383	河北承德辱医伤医事件	河北	2018 年 7 月 7 日	河北省承德市中心医院	急诊科
384	天津暴力伤医事件	天津	2018 年 7 月 12 日	天津武警后勤学院附属医院	消化内科
385	广西柳州伤医事件	广西	2018 年 7 月 14 日	广西柳州市工人医院	急诊科
386	陕西西安伤医辱医事件	陕西	2018 年 7 月 17 日	西北妇女儿童医院	检验科
387	安徽凤阳伤医事件	安徽	2018 年 7 月 25 日	安徽省凤阳县人民医院	急诊科
388	上海宝山殴打医生事件	上海	2018 年 8 月 1 日	上海宝山区某医院	放射科
389	四川南充伤医事件	四川	2018 年 8 月 11 日	四川省南充市顺庆区妇幼保健院	儿科
390	浙江北仑暴力伤医事件	浙江	2018 年 8 月 11 日	北仑区人民医院	感染科
391	广西钦州伤医事件	广西	2018 年 8 月 12 日	广西钦州市第一人民医院	急诊科
392	浙江黄石市殴打医生事件	浙江	2018 年 8 月 23 日	富水卫生院	无

续表

序号	事件名称	发生地	时间	事发医院名称	科室
393	江苏南京殴打医生事件	江苏	2018 年 8 月 31 日	南京市急救中心	急诊科
394	山东德州殴打医生事件	山东	2018 年 8 月 31 日	德州市中医院	无
395	河北张家口伤医事件	河北	2018 年 9 月 2 日	张家口万全区医院	内科
396	浙江台州市伤医事件	浙江	2018 年 9 月 4 日	浙江省台州市恩泽医疗中心路桥院区	无
397	甘肃兰州伤医事件	甘肃	2018 年 9 月 14 日	甘肃省人民医院红古分院	中医诊疗中心
398	深夜袭医事件	未知	2018 年 9 月 19 日	未知	未知
399	北大医院伤医事件	北京	2018 年 9 月 22 日	北京大学第一医院	妇产科
400	四川内江伤医事件	四川	2018 年 9 月 25 日	四川省内江市第一人民医院	未知
401	甘肃兰州伤医事件	甘肃	2018 年 10 月 15 日	兰州大学第一医院	传染科
402	广东中山伤医事件	广东	2018 年 10 月 19 日	中山市石岐区苏华赞医院	急诊科
403	广东肇庆伤医事件	广东	2018 年 10 月 25 日	肇庆市第一人民医院	急诊科 IC
404	广东河源伤医事件	广东	2018 年 10 月 30 日	广东省河源市人民医院	急诊科

序号	事件名称	发生地	时间	事发医院名称	科室
405	广西南宁伤医事件	广西	2018 年 11 月 10 日	南宁市第八人民医院	影像科
406	陕西汉中伤医事件	陕西	2018 年 11 月 15 日	汉中市中心医院	无
407	湖南衡山辱医伤医事件	湖南	2018 年 11 月 17 日	湖南省衡山县人民医院	口腔科
408	四川德昌伤医事件	四川	2018 年 11 月 23 日	德昌县人民医院	未知
409	陕西汉中伤医事件	陕西	2018 年 11 月 27 日	陕西汉中市友好医院	无
410	安徽池州伤医事件	安徽	2018 年 11 月 28 日	安徽省池州市人民医院	皮肤科
411	浙江绍兴伤医事件	浙江	2018 年 12 月 3 日	浙江省绍兴市中心医院	儿科
412	广东广州伤医事件	广东	2018 年 12 月 4 日	广州白云区中医院	未知
413	湖南邵阳伤医事件	湖南	2018 年 12 月 6 日	湖南邵阳学院附二医院	未知
414	武汉恶性伤医事件	湖北	2018 年 12 月 14 日	武汉大学中南医院	泌尿外科
415	广东紫金伤医事件	广东	2018 年 12 月 19 日	广东省紫金县人民医院	内二科

参考文献

［1］中共中央国务院. 关于深化医药卫生体制改革的意见［EB/OL］. http：//www. gov. cn/gongbao/content/2009/content_1284372. htm, 2009 - 03 - 17.

［2］胡浩. 中国惩防并举助力构建和谐医患关系［EB/OL］. http：// finance. people. com. cn/n/2015/0121/c1004 - 26427121. html, 2015 - 01 - 21.

［3］周益萍, 刘庭芳. 基于德尔菲法的医疗纠纷风险评价指标体系构建［J］. 中国医院, 2019, 23（1）: 65 - 67.

［4］谢耕耘. 舆情蓝皮书——中国社会舆情与危机管理报告（2014）［M］. 北京: 社会科学文献出版社, 2014.

［5］COOMBS W T, HOLLADAY S J. Communication and Attributions in a Crisis: An Experimental Study in Crisis Communication［J］. Journal of Public Relations Research, 1996, 8（4）: 279 - 295.

［6］方正, 江明华, 杨洋, 等. 产品伤害危机应对策略对品牌资产的影响研究——企业声誉与危机类型的调节作用［J］. 管理世界, 2010（12）: 105 - 118, 142.

［7］庄爱玲, 余伟萍. 道德关联品牌负面曝光事件溢出效应实证研究——事件类型与认知需求的交互作用［J］. 商业经济与管理, 2011（10）: 60 - 67.

［8］SIOMKOS G J, KURZBARD G. The Hidden Crisis in Product - harm Crisis Management［J］. European Journal of Marketing, 1994.

［9］DAWAR, NIRAJ, PILLUTLA, et al. Impact of Product - Harm Crises on Brand Equity: The Moderating Role of Consumer Expectations［J］. Journal of Marketing Research, 2000.

［10］方正. 产品伤害危机的概念、分类与应对方式研究［J］. 生产力研究, 2007（4）: 63 - 65.

［11］YI XIE, SIQING PENG. How to Repair Customer Trust After Negative Publicity: The Roles of Competence, Integrity, Benevolence, and

Forgiveness [J]. Psychology & Marketing, 2009.

[12] 董亚妮. 产品伤害危机市场恢复策略研究 [J]. 商业研究, 2010 (1): 23 - 27.

[13] 王晓玉, 晁钢令, 吴纪元. 产品伤害危机及其处理过程对消费者考虑集的影响 [J]. 管理世界, 2006 (5): 86 - 95, 172.

[14] 修燕, 王军. 医患关系现状及影响因素探析 [J]. 重庆医学, 2013, 42 (8): 955 - 956.

[15] 李万才, 李树梅, 迟心志. 医患矛盾形成的原因与对策 [J]. 卫生经济研究, 2006 (7): 6 - 7.

[16] 高金庆, 马旭之, 杨威. 医患矛盾的产生与和谐医患关系建立的探讨 [J]. 中国卫生事业管理, 2011, 28 (3): 181 - 183.

[17] 高昱. 浅析医患矛盾产生之原因及防范措施 [J]. 甘肃科技纵横, 2014, 43 (9): 108 - 110.

[18] PETERS S. Employees report violence in the workplace [J]. Personnel Journal, 1994.

[19] ALRUBAIEE L, ALKAA'IDA F. The mediating effect of patient satisfaction in the patients'perceptions of healthcare quality - patient trust relationship [J]. International Journal of Marketing Studies, 2011, 3 (1): 103.

[20] MEKOTH N, BABU G P, DALVI V, et al. Service Encounter Related Process Quality, Patient Satisfaction, and Behavioral Intention [J]. Management, 6 (4), 2011: 333 - 350.

[21] 胡永国, 沈春明, 徐洁, 等. 贵阳市某三甲医院急诊医疗纠纷分析及对策研究 [J]. 重庆医学, 2012, 41, (4): 402 - 403, 416.

[22] 王卫华. 医患矛盾报道中媒体的社会责任 [J]. 医学与哲学 (A), 2012, 33 (8): 22 - 24.

[23] NOUCHINE H, JOSEPH R M, MANOACH D S, et al. Body expressions of emotion do not trigger fear contagion in autism spectrum disorder [J]. Social Cognitive & Affective Neuroscience, 2009 (1): 1.

[24] THELWALL M, WILKINSON D, UPPAL S. Data mining emotion in social network communication: Gender differences in My Space [J]. Journal of the American Society for Information Science & Technology, 2010, 61 (1): 190 - 199.

[25] LIU Y, LIU K, LI M. Passive Diagnosis for Wireless Sensor

Networks［J］. IEEE/ACM Transactions on Networking，2010，18（4）：1132 – 1144.

［26］吴焕政，吴渝，肖开州. 基于粗糙集和集成学习的 BBS 网络舆情分类［J］. 广西大学学报（自然科学版），2009，34（5）：696 – 699.

［27］杨超，冯时，王大玲，等. 基于情感词典扩展技术的网络舆情倾向性分析［J］. 小型微型计算机系统，2010，31（4）：691 – 695.

［28］刘志明，刘鲁. 面向突发事件的群体情绪监控预警［J］. 系统工程，2010，28（7）：66 – 73.

［29］何跃，帅马恋，冯韵. 中文微博热点话题挖掘研究［J］. 统计与信息论坛，2014，29（6）：86 – 90.

［30］NAKABAYASHI M，TERANISHI K，NIIKURA M，et al. A change in the degree of the mental health condition of mother with infants：The follow – up survey until an infant was 18 months from 4 months［J］. Japanese Journal of Maternal Health，2006，46：655 – 665.

［31］曾祥平，方勇，袁媛，等. 基于元胞自动机的网络舆论激励模型［J］. 计算机应用，2007（11）：2686 – 2688，2714.

［32］ZENG J，ZHANG S，WU C，et al. Predictive Model for Internet Public［C］//International Conference on Fuzzy Systems & Knowledge Discovery，Haikou，China，2007.

［33］唐超. 网络情绪演进的实证研究［J］. 情报杂志，2012，31（10）：48 – 52.

［34］曹学艳，宋彦宁，刘海涛，等. 基于最小二乘法的突发事件网络舆情演化规律研究［J］. 图书情报工作，2013，57（24）：101 – 105.

［35］黄卫东，陈凌云，吴美蓉. 网络舆情话题情感演化研究［J］. 情报杂志，2014，33（1）：102 – 107.

［36］薛素芬，鲁浩. 关于当前网络社会情绪及其化解疏导的调查分析［J］. 河南社会科学，2011，19（6）：122 – 124.

［37］刘琰，张晓膺，周瑞珏. 医院网络舆情的产生与应对［J］. 江苏卫生事业管理，2013，24（3）：89 – 91.

［38］冯枫，工磊，尹世敏，等. 缺血性脑卒中患者急性期认知功能状况调查与分析［J］. 人民军医，2011，54（S1）：42 – 44.

［39］HEIDER F. The psychology of interpersonal relations［M］. New York：Wiley，1958.

［40］KELLEY, H. H. Attributions in social interaction ［M］. New York：General Learning Press, 1971.

［41］WEINER B. Theories of motivation：From mechanism to cognition. ［J］. What Managers Do Fourth Edition, 1972.

［42］鲍勇剑，陈百助. 危机管理：当最坏的情况发生时 ［M］. 上海：复旦大学出版社，2003.

［43］董传仪. 危机管理学 ［M］. 北京：中国传媒大学出版社，2007.

［44］胡灿东. 几种危机管理理论之比较及其借鉴意义 ［J］. 东岳论丛，2015，36（12）：185-188.

［45］BLAKE R R, MOUTON J S, 等. 新管理方格 ［M］. 孔令济，等译，北京：中国社会科学出版社，1986.

［46］李经中，政府危机管理 ［M］. 北京：中国城市出版社，2003.

［47］MITROFF I I, MASON R O, PEARSON C M. Framebreak：the radical redesign of American business ［M］. San Francisco：Jossey - Bass Publishers, 1994.

［48］EVERETT M. Rogers. Diffusion of Innovations ［M］. New York：The Free Press, 1983.

［49］金兼斌. 技术传播——创新扩散的观点 ［M］. 哈尔滨：黑龙江人民出版社，2000.

［50］张淑华. 新媒体语境下危机传播扩散的加速趋势透析——以新浪网两起"奶粉事件"专题报道的比较为例 ［J］. 中州学刊，2009（3）：252-255.

［51］朱力，袁迎春. 现阶段我国医患矛盾的类型、特征与对策 ［J］. 社会科学研究，2014（6）：104-111.

［52］黄思敏，黄葭燕. 医患矛盾对上海市某三甲医院青年医务人员留职意愿的影响 ［J］. 医学与社会，2018，31（2）：67-70.

［53］孙永波. 对当今医患矛盾及其相关因素的几点思考 ［J］. 医学与哲学（A），2015，36（9）：64-66，94.

［54］陈自强，颜伟. 浅谈医患关系的现状与对策 ［J］. 中国全科医学，2005（4）：333-335.

［55］张婷利. 我国现阶段医患矛盾处置中的政府作用问题研究 ［D］. 西北大学，2015.

［56］余晓茜. 解决我国医患矛盾的政府职能研究 ［D］. 湖北大学，2016.

［57］CAMPOS J J，BARRETT K C，LAMB M E，et al. Socioemotional development. ［J］. Nebr Symp Motiv，1988，36：1 - 467.

［58］李然，林政，林海伦，等. 文本情绪分析综述［J］. 计算机研究与发展，2018. 55（1）：30 - 52

［59］张结海，吴瑛. 重大事件舆论引导的中国路径——一种基于公众情绪色谱的模型构建［J］. 现代传播（中国传媒大学学报），2014，36（8）：31 - 37.

［60］李寿山，李逸薇，刘欢欢，等. 基于情绪相关事件上下文的隐含情绪分类方法研究［J］. 中文信息学报，2013，27（6）：90 - 95.

［61］何雨轩. 网络舆论中的公众情绪表达研究——以重庆公交坠江事件为例［J］. 中国新通信，2019，21（8）：211 - 213.

［62］K. T. 斯托曼. 情绪心理学［M］. 张燕云译，哈尔滨：辽宁人民出版社，1987.

［63］PENNY，DADE. The Cambridge Dictionary of Psychology ［J］. Reference Reviews，1997.

［64］丹尼尔·戈尔曼. 情商：为什么情商比智商更重要［M］. 杨春晓译，北京：中信出版社，2010.

［65］REVIEWS C T. Outlines & Highlights for Fundamentals of Abnormal Psychology ［J］. Cram101 Incorporated，2009.

［66］李婷婷. 提升电视新闻社会情绪疏导能力的策略［J］. 当代电视，2017（12）：95 - 96.

［67］王健. 试论媒介技术逻辑影响下的网络情绪［J］. 重庆科技学院学报（社会科学版），2012（20）：156 - 159.

［68］周莉，蔡璐，刘煜. 文化差异中的网络情绪表达——YouTube 中四国对"巴黎暴恐"事件的网络情绪分析［J］. 情报杂志，2017，36（3）：61 - 66.

［69］焦德武. 微博舆论中公众情绪的形成与表达［J］. 西南民族大学学报（人文社科版），2014（3）：161 - 165.

［70］陈力丹. 舆论学：舆论导向研究［M］. 上海：上海交通大学出版社，1999.

［71］李春雷，陈瑞华. 社会公共事件中微媒介与公众情绪联动机制研究［J］. 现代传播（中国传媒大学学报），2019，41（4）：76 - 81.

［72］曹卉. 基于公共治理视角解决广州医患矛盾的对策研究［D］. 华

南理工大学, 2016.

［73］张晓艳. 全面深化改革过程中医患矛盾的成因与化解路径研究［D］. 西南大学, 2017.

［74］DI MARTINO V. Workplace violence in the health sector［J］. Brasil, 2002: 3 – 42.

［75］ABUALRUB R F, KHALIFA M F, HABBIB M B. Workplace Violence Among Iraqi Hospital Nurses［J］. Journal of Nursing Scholarship, 2007, 39（3）: 281 – 288.

［76］EL – GILANY A H, EL – WEHADY A, AMR M. Violence Against Primary Health Care Workers in Al – Hassa, Saudi Arabia［J］. Journal of Interpersonal Violence, 2010, 25, 716 – 734.

［77］ALGWAIZ W M, ALGHANIMI S A. Violence exposure among healthcare professionals in Saudi Public Hospitals A preliminary investigation［J］. Saudi Medical Journal, 2012, 33（1）: 76 – 82.

［78］GERBERICH S G, CHURCH T R, MCGOVERN P M, et al. An epidemiological study of the magnitude and consequences of work related violence: the Minnesota Nurses' Study［J］. Occupational & Environmental Medicine, 2004, 61（6）: 495 – 503.

［79］AYRANCI, U. Identification of violence in Turkish health care settings.［J］. Journal of Interpersonal Violence, 2006, 21（2）: 276.

［80］ERKOL H, GöKDOǧAN M R, ERKOL Z, et al. Aggression and violence towards health care providers – A problem in Turkey?［J］. Journal of Forensic & Legal Medicine, 2007, 14（7）: 423 – 428.

［81］EDWARD K L, OUSEY K, WARELOW P, et al. Nursing and aggression in the workplace: a systematic review［J］. British journal of nursing: BJN, 2014, 23（12）: 653 – 653.

［82］MAY D D, GRUBBS L M. The extent, nature, and precipitating factors of nurse assault among three groups of registered nurses in a regional medical center［J］. Journal of Emergency Nursing Jen Official Publication of the Emergency Department Nurses Association, 2002, 28（1）: 11 – 17.

［83］HEGNEY D, TUCKETT A, PARKER D, et al. Workplace violence: Differences in perceptions of nursing work between those exposed and those not exposed: A cross – sector analysis［J］. International Journal of Nursing

Practice, 2010, 16 (2): 188 - 202.

[84] 张艳君, 余婷, 胡爱玲, 等. 广州市急诊护士遭受工作场所暴力现状 [J]. 临床医学工程, 2012, 19 (11): 2045 - 2047.

[85] 丘宇茹, 王吉文, 吴惠文. 急诊护士遭受工作场所暴力后心身健康状况调查分析 [J]. 中国护理管理, 2012, 12 (3): 60 - 62.

[86] 徐国建, 冯飞, 刘晓剑, 等. 精神疾病诊疗机构工作人员场所暴力发生状况及影响因素分析 [J]. 中华疾病控制杂志, 2016, 20 (11): 1147 - 1150.

[87] CORNELIUS R R. The science of emotion: Research and tradition in the psychology of emotion [J]. Psyccritiques, 1996, 42 (3): 185.

[88] MICHELLE ROWE M, SHERLOCK H. Stress and verbal abuse in nursing: do burned out nurses eat their young? [J]. Journal of nursing management, 2005, 13 (3): 242 - 248.

[89] MAGNAVITA N, HEPONIEMI T. Workplace violence against nursing students and nurses: an Italian experience [J]. Journal of nursing scholarship, 2011, 43 (2): 203 - 210.

[90] PT J E A, ARANYOS D, AGER J, et al. Development and application of a population - based system for workplace violence surveillance in hospitals [J]. American Journal of Industrial Medicine, 2011, 54 (12): 925 - 934.

[91] 赵承初. 新时期医患矛盾成因及对策 [J]. 西南国防医药, 2004 (3): 316 - 318.

[92] 樊轩铄. 医患冲突的网络舆情研究 [D]. 吉林大学, 2018.

[93] 翟硕, 姚武. 医疗纠纷处理困难的原因及处理技巧 [J]. 临床合理用药杂志, 2011, 4 (6): 156 - 157.

[94] 侯伟宁. 人民内部矛盾视野下的医患矛盾 [D]. 广东外语外贸大学, 2014.

[95] FANG H, ZHAO X, YANG H, et al. Depressive symptoms and workplace - violence - related risk factors among otorhinolaryngology nurses and physicians in Northern China: a cross - sectional study [J]. BMJ Open, 2018, 8 (1): e019514.

[96] FERNS T. Violence in the accident and emergency department - an international perspective [J]. Accident and emergency nursing, 2005, 13 (3): 180 - 185.

［97］HESKETH K L, DUNCAN S M, ESTABROOKS C A, et al. Workplace violence in Alberta and British Columbia hospitals ［J］. Health policy, 2003, 63 （3）: 311 – 321.

［98］CERTMBN M R R MHSC, DONNA DIERS R N, MHP C D R, et al. Violence Toward Nurses, the Work Environment, and Patient Outcomes ［J］. Journal of Nursing Scholarship, 2010, 42 （1）: 13 – 22.

［99］M. SANDY HERSHCOVIS, JULIAN BARLING. Towards a multi – foci approach to workplace aggression: A meta – analytic review of outcomes from different perpetrators ［J］. Journal of Organizational Behavior, 2010, 31 （1）: 24 – 44.

［100］YAGIL D. When the customer is wrong: A review of research on aggression and sexual harassment in service encounters ［J］. Aggression & Violent Behavior, 2008, 13 （2）: 1 – 152.

［101］PIQUERO N L, PIQUERO A R, CRAIG J M, et al. Assessing research on workplace violence, 2000 – 2012 ［J］. Aggression & Violent Behavior, 2013, 18 （3）: 383 – 394.

［102］王霞, 金志蓉, 赵宝龙, 等. 护理人员工作场所暴力与工作倦怠调查分析 ［J］. 护理学杂志, 2015, 30 （12）: 15 – 17.

［103］王雪, 李玲. 急诊科工作场所暴力和职业倦怠对护士共情疲劳的影响 ［J］. 护理学杂志, 2019, 34 （6）: 58 – 61.

［104］王培席, 王绵珍, 白琴, 等. 工作场所暴力对商丘市医务人员工作能力、工作满意度和转岗打算影响的通径分析 ［J］. 卫生研究, 2006 （6）: 785 – 788.

［105］王珂, 朱伟, 杨力沣, 等. 郑州市综合医院医务场所暴力与医务人员工作倦怠的关系 ［J］. 中国卫生事业管理, 2012, 29 （5）: 391 – 393.

［106］JACKSON D, CLARE J, MANNIX J. Who would want to be a nurse? Violence in the workplace – a factor in recruitment and retention ［J］. Journal of Nursing Management, 2002, 10 （1）: 13 – 20.

［107］韩国亮, 苏天照, 刘卫维, 等. 三甲医院医务人员遭受工作场所暴力情况及评估 ［J］. 中国公共卫生, 2019, 35 （4）: 459 – 464.

［108］王培席, 王绵珍. 工作场所暴力的相关影响因素及干预措施研究进展 ［J］. 卫生研究, 2007 （6）: 779 – 781.

［109］张鼎, 陆丹, 时宇, 等. 公立医院工作场所患者暴力对护士职业

倦怠的影响 [J]. 中国医院管理, 2016, 36 (9): 69 - 71.

[110] 林少炜, 柴文丽, 林秀蓉, 等. 临床医生离职意愿及其影响因素分析 [J]. 现代预防医学, 2014, 41 (3): 470 - 473.

[111] GAN Y, GONG Y, CHEN Y, et al. Turnover intention and related factors among general practitioners in Hubei, China: a cross - sectional study [J]. BMC family practice, 2018, 19 (1): 1 - 9.

[112] GATES D, FITZWATER E, SUCCOP P. Reducing assaults against nursing home caregivers [J]. Nursing research, 2005, 54 (2): 119 - 127.

[113] FARRELL G, CUBIT K. Nurses under threat: a comparison of content of 28 aggression management programs [J]. International journal of mental health nursing, 2005, 14 (1): 44 - 53.

[114] 闫俊辉, 张美芬, 宋艳玲, 等. 医院工作场所暴力与护士工作压力的相关性研究 [J]. 中华现代护理杂志, 2009 (5): 420 - 422.

[115] 林汉群, 闫俊辉, 王箭, 等. 医院工作场所暴力对医护人员工作压力影响的调查研究 [J]. 重庆医学, 2012, 41 (6): 590 - 592.

[116] BUDD J W, ARVEY R D, LAWLESS P. Correlates and consequences of workplace violence [J]. Journal of Occupational Health Psychology, 1996, 1 (2): 197 - 210.

[117] MAGNAVITA N, HEPONIEMI T. Violence towards health care workers in a Public Health Care Facility in Italy: a repeated cross - sectional study [J]. Bmc Health Services Research, 2012, 12 (1): 1 - 9.

[118] MAHONEY B S. The extent, nature, and response to victimization of emergency nurses in Pennsylvania [J]. Journal of Emergency Nursing Jen Official Publication of the Emergency Department Nurses Association, 1991, 17 (5): 282 - 91.

[119] 黄小波. 工作场所暴力的发生机制及防范策略——基于组织公正视角的探讨 [J]. 中国人力资源开发, 2007 (3): 68 - 71.

[120] 张红玉. 利益冲突下的医患矛盾成因及其化解 [J]. 商业时代, 2007 (2): 68 - 69.

[121] 顾昕. 全球性公立医院的法人治理模式变革——探寻国家监管与市场效率之间的平衡 [J]. 经济社会体制比较, 2006 (1): 46 - 55.

[122] 张珊莉. 医患冲突的社会心理成因及对策研究 [J]. 医学与社会, 2009, 22 (12): 58 - 60.

［123］牛雅雅. 浅谈医患交流对医患关系的影响［J］. 世界最新医学信息文摘，2016，16（89）：210.

［124］马志坚，亚俊，白丽萍，等. 创伤中心工作特点和医患矛盾的预防［J］. 医学与哲学（B），2016，37（7）：76-78.

［125］王萍. 医患矛盾加剧的原因及解决的具体办法［J］. 医学争鸣，2016，7（4）：72-75.

［126］马得汶. 医患矛盾的三个维度：西宁 X 医院的研究报告［J］. 北方民族大学学报（哲学社会科学版），2017（2）：16-20.

［127］王丽，胡方旭. 基于高层管理者视角的医患矛盾现状及对策方向分析——以 H 省为例［J］. 领导科学，2018（17）：20-22.

［128］陈倩雯，郑红娥. 国内外医患关系研究述评［J］. 医学与哲学（A），2014，35（3）：44-48.

［129］KABA R，SOORIAKUMARAN P. The evolution of the doctor-patient relationship［J］. International Journal of Surgery，2007，5（1）：57-65.

［130］冷明祥. 市场经济条件下医患矛盾的利益视角［J］. 中国医院管理，2004（2）：57-59.

［131］谢娟，莫春梅，李正赤. 论谈判解决医患冲突［J］. 现代预防医学，2008（7）：1288-1289.

［132］许晓青. 泉州市公立医院医患矛盾治理研究［D］. 华侨大学，2019.

［133］马倩. 重庆市医患矛盾问题及矛盾激化的防范与化解对策研究［D］. 重庆大学，2017.

［134］夏云，邹宗峰，曾晓静，等. 医务人员对医患冲突的认知与态度［J］. 中国卫生事业管理，2013，30（6）：413-415.

［135］张文娟，郝艳华，吴群红，等. 我国医患关系紧张的原因及对策［J］. 医学与社会，2014，27（4）：44-46.

［136］刘呈楠，舒俊洁，赖长春. 心血管内科医患关系状况与改善对策［J］. 中医药管理杂志，2017，25（20）：174-175.

［137］王雄伟，武承淑. 医患矛盾常态化：基于博弈理论的医患关系路径选择［J］. 医学与哲学（A），2014，35（6）：64-66.

［138］刘贺辉. 信任危机与医患矛盾——社会转型时期医患关系研究［D］. 云南大学，2013.

［139］尹蓓佳. 以人为本视阈中的医患矛盾研究［D］. 河北师范大

学，2016.

[140] 邬佳艳. 基于政府服务热线缓解医患矛盾成效分析［D］. 上海交通大学，2018.

[141] 王雯哲. 医患矛盾公共危机中群体演化博弈研究［D］. 湖南农业大学，2018.

[142] 丁灿. 医患矛盾现状调查与对策研究［D］. 安徽大学，2016.

[143] 史忍. 当前我国暴力伤医犯罪问题研究［D］. 中国人民公安大学，2019.

[144] 云路为. 专家系统信任危机研究［D］. 西南财经大学，2011.

[145] 周麟. H. T. 恩格尔哈特"允许原则"及启示——基于医患矛盾的对治［J］. 湘潭大学学报（哲学社会科学版），2014，38（6）：126-129.

[146] 郭瑞. 临床路径对缓解医患矛盾的研究［D］. 中央民族大学，2015.

[147] 陈曦，魏红. 媒体不当报道与医患矛盾的危机传播研究［J］. 现代传播（中国传媒大学学报），2014，36（11）：165-166.

[148] 李俊蟠，李奉华. 医患矛盾与新媒体关系的思考［J］. 医学争鸣，2016，7（2）：43-45，49.

[149] 吴洪斌. 医患沟通与话语竞合：新媒体环境下医患关系的话语沟通［J］. 山东社会科学，2017（12）：116-121.

[150] 张桐叶，王净. 和谐社会视野下医患矛盾缘何愈演愈烈？——对医患冲突升级与缓和之思考［J］. 医学争鸣，2016，7（5）：60-63.

[151] 卜亚楠. 公立儿童医院医患关系的影响因素研究［D］. 山东财经大学，2018.

[152] HERBERT BLUMER. Public Opinion and Public Opinion Polling［J］. American Sociol ogical Review. 1947，13（5）：542-549.

[153] 刘毅. 简析舆情变动规律［J］. 天津社会科学，2007（3）：63-65.

[154] 曾润喜. 网络舆情管控工作机制研究［J］. 图书情报工作，2009，（9）：79-82.

[155] 王来华. 论网络舆情与舆论的转换及其影响［J］. 天津社会科学，2008（4）：66-69.

[156] 刘毅. 略论网络舆情的概念、特点、表达与传播［J］. 理论界. 2007（1）：11-12.

[157] 徐晓日. 网络舆情事件的应急处理研究［J］. 华北电力大学学报

（社会科学版），2007（1）：89－93.

［158］李尚旗. 网络化利益表达存在的问题与治理路径［J］. 学术论坛，2015，38，（1）：125－129.

［159］王高飞，李明. 我国网络舆情研究的回顾与展望［J］. 现代情报，2016，36（5）：172－176.

［160］张春华. 网络舆情社会学的阐释［M］. 北京：社会科学文献出版社，2012：100－113.

［161］朱国圣. 突发事件网络舆情应对策略［M］. 北京：新华出版社，2014：35－47.

［162］唐涛. 移动互联网舆情新特征、新挑战与对策［J］. 情报杂志，2014，33（3）：113－117.

［163］顾芳芳. 网络舆情危机生成机制探究［J］. 新闻界，2011（8）：95－98.

［164］王平，谢耘耕. 突发公共事件网络舆情的形成及演变机制研究［J］. 现代传播（中国传媒大学学报），2013，35（3）：63－69.

［165］黄微，李瑞，孟佳林. 大数据环境下多媒体网络舆情传播要素及运行机理研究［J］. 图书情报工作，2015，59（21）：38－44，62.

［166］王兰成，陈立富. 国内外网络舆情演化、预警和应对理论研究综述［J］. 图书馆杂志，2018，37（12）：4－13.

［167］喻国明. "抢盐风波"的生成因素、传播路径、议题演化及媒介表现——基于网络文本的智能化舆情分析技术［J］. 新闻与写作，2011（5）：58－60.

［168］金兼斌. 网络舆论的演变机制［J］. 传媒，2008（4）：11－13.

［169］潘崇霞. 网络舆情演化的阶段分析［J］. 计算机与现代化，2011（10）：203－206.

［170］兰月新，曾润喜. 突发事件网络舆情传播规律与预警阶段研究［J］. 情报杂志，2013，32（5）：16－19.

［171］史波. 公共危机事件网络舆情内在演变机理研究［J］. 情报杂志，2010，29（4）：41－45.

［172］陈福集，李林斌. G（Galam）模型在网络舆情演化中的应用［J］. 计算机应用，2011，31（12）：3411－3413.

［173］易臣何. 突发事件网络舆情的演化规律与政府监控［D］. 湘潭大学，2014：56－90.

[174] 杨建平. 发挥主流媒体权威优势 引导网络舆论良性发展——论主流媒体在引导网络舆情中的作用 [J]. 新闻知识, 2010 (7): 5 – 7.

[175] 姜胜洪. 网络舆情形成与发展规律研究 [J]. 兰州学刊, 2010 (5): 77 – 79.

[176] 王旭, 孙瑞英. 基于 SNA 的突发事件网络舆情传播研究——以"魏则西事件"为例 [J]. 情报科学, 2017, 35 (3): 87 – 92.

[177] 谢耘耕, 荣婷. 微博舆论生成演变机制和舆论引导策略 [J]. 现代传播 (中国传媒大学学报), 2011 (5): 70 – 74.

[178] 方付建. 突发事件网络舆情演变研究 [D]. 华中科技大学, 2011.

[179] 杜坤林. "微时代"高校网络舆情生成与干预机制研究 [J]. 学校党建与思想教育, 2011 (16): 76 – 78.

[180] 陈少平. 高校网络舆情危机的研究及处置对策 [J]. 中国青年研究, 2012 (3): 5 – 9.

[181] 姚福生, 王磊. 舆情核心要素与大学生舆情演化的关联性分析 [J]. 学术论坛, 2009, 32 (6): 197 – 200.

[182] 张玉亮. 基于信息交换均衡的突发事件网络舆情演变分期研究 [J]. 现代情报, 2013, 33 (1): 8 – 10, 17.

[183] 谢科范, 赵湜, 陈刚, 等. 网络舆情突发事件的生命周期原理及集群决策研究 [J]. 武汉理工大学学报 (社会科学版), 2010, 23 (4): 482 – 486.

[184] 燕道成, 姜超. 大数据时代网络舆情研究综述 [J]. 视听, 2015 (9): 133 – 136.

[185] 杨斌成, 何芝莹. 网络群体事件的形成模式与舆论传播机制 [J]. 中州学刊, 2013 (5): 168 – 172.

[186] 李彪. 网络事件传播阶段及阈值研究——以 2010 年 34 个热点网络舆情事件为例 [J]. 国际新闻界, 2011, 33 (10): 22 – 27.

[187] 李明德, 蒙胜军, 张宏邦. 微博舆情传播模式研究——基于过程的分析 [J]. 情报杂志, 2014, 33 (2): 120 – 127.

[188] 王晰巍, 张柳, 文晴, 等. 基于贝叶斯模型的移动环境下网络舆情用户情感演化研究——以新浪微博"里约奥运会中国女排夺冠"话题为例 [J]. 情报学报, 2018, 37 (12): 1241 – 1248.

[189] 马永军, 杜禹阳. 基于复杂网络 Deffuant 模型的舆情演化规律研究 [J]. 情报杂志, 2018, 37 (6): 91 – 95, 159.

［190］吴诗贤，张必兰. 基于观点场模型的微博评论观点演化趋势预测方法［J］. 现代情报，2018，38（9）：74－78.

［191］田世海，孙美琪，张家毓. 基于广义随机 Petri 网的突发事件网络舆情演化模型［J］. 情报科学，2018，36（8）：106－111.

［192］李根强，罗艳艳，臧学莲. 基于有界信任模型的网络社群舆情观点演化研究［J］. 情报科学，2017，35（6）：63－68，144.

［193］何建民，李雪. 面向微博舆情演化分析的隐马尔科夫模型研究［J］. 情报科学，2016，34（4）：7－12.

［194］刘锦德，刘咏梅. 基于不完全信息演化博弈模型的网络舆情传播羊群行为［J］. 国防科技大学学报，2013，35（5）：96－101.

［195］李青，朱恒民. 基于 BA 网络的互联网舆情观点演化模型研究［J］. 情报杂志，2012，31（3）：6－9，35.

［196］邓青，刘艺，马亚萍，等. 基于元胞自动机的网络信息传播和舆情干预机制研究［J］. 管理评论，2016，28（8）：106－114.

［197］李建辉，陈荣，韩邦聚. 基于 AHP 的企业网络舆情测度模型的构建［J］. 现代情报，2013，33（1）：171－176.

［198］YANG, J, S. COUNTS. 2010. Predicting the Speed, Scale, and Range of Information Diffusionin Twitter［C］//Proceedings of the Fourth International AAAI Conferenceon Web logs and Social Media, Washington DC, 2010：355－358.

［199］SIMON T, GOLDBERG A, AHARONSON－DANIEL L, et al. Twitter in the Cross Fire—The Use of Social Media in the Westgate Mall Terror Attack in Kenya［J］. Plos One, 2014, 9（8）：e104136.

［200］李雯静，许鑫，陈正权. 网络舆情指标体系设计与分析［J］. 情报科学，2009（7）：986－991.

［201］张一文，齐佳音，方滨兴，等. 非常规突发事件网络舆情热度评价指标体系构建［J］. 情报杂志，2010. 29（11）：71－75，117.

［202］柯惠新，刘绩宏. 重大事件舆情监测指标体系与预警分析模型的再探讨［J］. 现代传播（中国传媒大学学报），2011（12）：39－44，56.

［203］戴媛，姚飞. 基于网络舆情安全的信息挖掘及评估指标体系研究［J］. 情报理论与实践，2008，31（6）：873－876.

［204］陈新杰，呼雨，兰月新. 网络舆情监测指标体系构建研究［J］. 现代情报，2012，32（5）：4－7，20.

［205］王青，成颖，巢乃鹏. 网络舆情监测及预警指标体系研究综述［J］. 情报科学，2011，29（7）：1104－1108.

［206］金兼斌. 网络舆论调查的方法和策略［J］. 河南社会科学，2007（4）：118－121，172.

［207］谈国新，方一. 突发公共事件网络舆情监测指标体系研究［J］. 华中师范大学学报（人文社会科学版），2010，49（3）：66－70.

［208］谢海光，陈中润. 互联网内容及舆情深度分析模式［J］. 中国青年政治学院学报，2006（3）：95－100.

［209］赵妍妍，秦兵，刘挺. 文本情感分析综述［J］. 软件学报，2010，21（8）：1834－1848.

［210］ZHANG J, WANG B, TANG H, et al. Unsupervised sentiment orientation analysis on micro－blog based on biterm topic model［J］. Computer Engineering, 2015, 41（7）：219－223.

［211］ZHAO J, DONG L, WU J, et al. Moodlens：an emoticon－based sentiment analysis system for chinese tweets［C］//Proceedings of the 18th ACM SIGKDD international conference on Knowledge discovery and data mining, 2012：1528－1531.

［212］潘明慧，牛耘. 基于多线索混合词典的微博情绪识别［J］. 计算机技术与发展，2014，24（9）：28－32，36.

［213］EKMAN P, FRIESEN W V. Constants across cultures in the face and emotion［J］. Journal of personality and social psychology, 1971, 17（2）：124.

［214］SHAVER P, SCHWARTZ J, KIRSON D, et al. Emotion Knowledge：Further Exploration of a Prototype Approach［J］. Journal of Personality & Social Psychology, 1987, 52（6）：1061－1086.

［215］CHAFFAR S, INKPEN D. Using a heterogeneous dataset for emotion analysis in text［C］//Canadian conference on artificial intelligence. Springer, Berlin, Heidelberg, 2011：62－67.

［216］BOIA M, MUSAT C C, FALTINGS B. Constructing context－aware sentiment lexicons with an asynchronous game with a purpose［C］//International Conference on Intelligent Text Processing and Computational Linguistics, Springer, Berlin, Heidelberg, 2014：32－44.

［217］徐琳宏，林鸿飞，赵晶. 情感语料库的构建和分析［J］. 中文信

息学报，2008（1）：116 – 122.

［218］殷昊，李寿山，贡正仙，等. 基于多通道 LSTM 的不平衡情绪分类方法［J］. 中文信息学报，2018，32（1）：139 – 145.

［219］SOBKOWICZ P，SOBKOWICZ A. Two – year study of emotion and communication patterns in a highly polarized political discussion forum［J］. Social Science Computer Review，2012，30（4）：448 – 469.

［220］贺飞艳，何炎祥，刘楠，等. 面向微博短文本的细粒度情感特征抽取方法［J］. 北京大学学报（自然科学版），2014，50（1）：48 – 54.

［221］QUAN C，REN F. Construction of a blog emotion corpus for Chinese emotional expression analysis［C］//Proceedings of the 2009 conference on empirical methods in natural language processing，2009：1446 – 1454.

［222］林怀逸，刘箴，柴玉梅，等. 基于词向量预训练的不平衡文本情绪分类［J］. 中文信息学报，2019，33（5）：132 – 142.

［223］牛耘，潘明慧，魏欧，等. 基于词典的中文微博情绪识别［J］. 计算机科学，2014，41（9）：253 – 258，289.

［224］SAVOLAINEN R. Expressing emotions in information sharing：A study of online discussion about immigration［J］. Information Research，2015，20（1）.

［225］THAYER R E. Toward a psychological theory of multidimensional activation（arousal）［J］. Motivation & Emotion，1978，2（1）：1 – 34.

［226］BARRETT，LISA FELDMAN. Solving the Emotion Paradox：Categorization and the Experience of Emotion［J］. Pers Soc Psychol Rev，2006，10（1）：20 – 46.

［227］谢彦君. 旅游体验的两极情感模型：快乐—痛苦［J］. 财经问题研究，2006（5）：88 – 92.

［228］WATSON D，TELLEGEN A. Toward a consensual structure of mood. ［J］. Psychological Bulletin，1985，98（2）：219 – 235.

［229］MEHRABIAN A，RUSSELL J A. An Approach to Environment Psychology.［M］Massachusetts：The MIT Press Cambridge，1974：1.

［230］GABLE P A，HARMON – IONES E. The Motivational Dimensional Model of Affect：Implications for Breadth of Attention，Memory and Cognitive Categorization［J］. Cognition & Emotion，2010，24（2）：322 – 337

［231］BUECHEL S，HAHN U. EmoBank：Studying the Impact of

Annotation Perspective and Representation Format on Dimensional Emotion Analysis［C］//Proceedings of the 15th Conference of the European Chapter of the Association for Computational Linguistics, Valencia, Spain, 2017: 578 – 585.

［232］THAYER R E, MCNALLY R J. The Biopsychology of Mood and Arousal［J］. Cognitive and Behavioral Neurology, 1992, 5.

［233］THAYER, ROBERT E. Factor Analytic and Reliability Studies On the Activation – Deactivation Adjective Check List［J］. Psychological Reports, 1978, 42（3）: 747 – 756.

［234］GONZáLEZ – BAILóN S, BANCHS R E, KALTENBRUNNER A. Emotions, Public Opinion and U. S. Presidential Approval Rates: A 5 Year Analysis of Online Political Discussions［J］. Social Science Electronic Publishing, 2012, 38（2）: 121 – 143.

［235］李聪. 问题疫苗事件微博传播中的情绪与表达［D］. 武汉大学, 2019.

［236］MA Y P, SHU X M, SHEN S F, et al. Study on Network Public Opinion Dissemination and Coping Strategies in Large Fire Disasters［J］. Procedia Engineering, 2014, 71: 616 – 621.

［237］BIN YUAN, TAO JIANG, HONG Z Y. Emotional Classification Algorithm of Micro – blog Text based on the Combination of Emotional Characteristics［C］// Proceedings of 2014 3rd International Conference on Mechanical Engineering and Materials, USA, 2014: 248 – 253.

［238］丁晟春, 王颖, 李霄. 基于 SVM 的中文微博情绪分析研究［J］. 情报资料工作, 2016（3）: 28 – 33.

［239］戴天翔, 岑鑫, 柳珺文, 等. 基于文本挖掘的微博文本情绪分析技术研究［J］. 科技资讯, 2017, 15（7）: 209 – 212.

［240］DANG – XUAN L, STIEGLITZ S, WLADARSCH J, et al. An Investigation of Influentials and the Role of Sentiment in Political Communication On Twitter During Election Periods［J］. Information Communication & Society, 2013, 16（5）: 795 – 825.

［241］叶勇豪, 许燕, 朱一杰, 等. 网民对"人祸"事件的道德情绪特点——基于微博大数据研究［J］. 心理学报, 2016, 48（3）: 290 – 304.

［242］郑宛莹. 从李天一事件谈媒体对于网络情绪型舆论的引导［J］. 现代传播（中国传媒大学学报）, 2013, 35（12）: 159 – 160.

[243] 兰月新，夏一雪，刘冰月，等. 面向舆情大数据的网民情绪演化机理及趋势预测研究 [J]. 情报杂志，2017，36 (11)：134 - 140.

[244] HIDALGO, RORIGUEZM, VERLEGH. The social sharing of emotion (SSE) in online social networks：A case study in Live Journal [J]. Computers in Human Behavior, 2015, 52 (NOV)：364 - 372.

[245] 魏玖长，韦玉芳，周磊. 群体性突发事件中群体行为的演化态势研究 [J]. 电子科技大学学报 (社科版), 2011, 13 (6)：25 - 30.

[246] 叶琼元，兰月新，王强，等. 面向突发事件的网民情绪演化系统动力学模型研究 [J]. 情报杂志，2017，36 (9)：153 - 159, 105.

[247] 蒋知义，马王荣，邹凯，等. 基于情感倾向性分析的网络舆情情感演化特征研究 [J]. 现代情报，2018，38 (4)：50 - 57.

[248] 刘金荣. 危机沟通视角下微博舆情演变路径研究 [J]. 情报杂志，2012，31 (7)：21 - 24.

[249] 兰月新，董希琳，苏国强，等. 公共危机事件网络谣言对网络舆情的影响研究 [J]. 图书情报工作，2014，58 (9)：78 - 84, 90.

[250] GRAHAM S, WEINER B. Testing Judgments about Attribution - Emotion - Action Linkages：A Lifespan Approach [J]. Social Cognition, 1991, 9 (3)：254 - 276.

[251] LILIENFELD S O, LYNN S J, NAMY L L, et al. Instructor's Manual (Download only) for Psychology：A Framework for Everyday Thinking [M]. New York and London：W. W. Norton & Company, 2014.

[252] KASSIN S, FEIN S, MARKUS H R. Readings in Social Psychology：The Art and Science of Research [M]. New York：Wadsworth, 2010.

[253] 赵卫东，赵旭东，戴伟辉，等. 突发事件的网络情绪传播机制及仿真研究 [J]. 系统工程理论与实践，2015，35 (10)：2573 - 2581.

[254] 丁雪枫. 情绪主导型群体事件的情绪演化模型与仿真 [J]. 计算机工程与应用，2018，54 (19)：230 - 236.

[255] BRUNING R H, SCHRAW G J, RONNING R R, et al. Cognitive Psychology and Instruction [J]. American Journal of Psychology, 1978, 92 (3)：562.

[256] 叶碧华，刘智勇. 邻避冲突治理中的公众情绪引导研究 [J]. 领导科学，2019 (4)：35 - 38.

［257］张勤，李静. 论互联网背景下的政府公信力建设［J］. 中国行政管理，2015（8）：19 – 22.

［258］刘丽丽，陈晨，兰月新. 政府对网络舆情引导与管控机制研究［J］. 现代情报，2012，32（5）：21 – 24，33.

［259］彭鹏. 网络情绪型舆论的调控［J］. 军事记者，2004（7）：48 – 49.

［260］张凌然. 浅析网络情绪型舆论的引导策略［J］. 传播力研究，2019，33（22）：274.

［261］谭华玉. 社会转型期职工情绪疏导的探讨［J］. 中国成人教育，2011（12）：20 – 22.

［262］蔡璐. 突发事件中的网络情绪表达［D］. 华中师范大学，2017.

［263］马超，曾君. 网络情绪的多元协同治理［J］. 延安大学学报（社会科学版），2019，41（1）：77 – 84.

［264］李雪. 构建网络情绪疏导的有效机制［J］. 人民论坛，2019（24）：222 – 223.

［265］陈祖辉，王声湧，荆春霞. 广州市两所医院工作场所暴力现象调查［J］. 中华预防医学杂志，2003（5）：58 – 60.

［266］陈娜，张敏，李瑞，等. 某二级甲等医院工作场所暴力调查——采用世界卫生组织研制的医院工作场所暴力调查工具调查［J］. 中国职业医学，2019，46（2）：157 – 162.

［267］于立群，张天哲，唐晓霞，等. 国有与民营医院工作场所暴力情况比较［J］. 中国公共卫生，2010，26（12）：1510 – 1511.

［268］冯辰，纪伟伟，李海燕，等. 暴力伤医事件的社会心理诱因及干预策略研究［J］. 中国医院管理，2016，36（12）：66 – 67.

［269］曹利华，廖征，彭时辉，等. 江西省院前急救工作场所暴力现况调查及危险因素分析［J］. 现代预防医学，2017，44（7）：1183 – 1186，1190.

［270］贾晓莉，周洪柱，赵越，等. 2003 年—2012 年全国医院场所暴力伤医情况调查研究［J］. 中国医院，2014，18（3）：1 – 3.

［271］陈捷，冯春苗，邹志强，等. 伤医事件与北京市中医实习医生职业倾向的研究［J］. 医学与哲学（A），2015，36（6）：61 – 64，68.

［272］张广有. 中国医院协会：医院暴力伤医事件年均 27 次［J］中华医学信息导报，2013，28（16）：6.

［273］陈立富. 网络中 135 起伤医事件分布特征分析［J］. 中华医院管

理杂志，2015，31（5）：373 –377.

[274] 段桂敏，余伟萍，李家伟. 袭医事件特征与诱因研究——基于网络新媒体中 132 起热点事件的分析 [J]. 重庆医学，2016，45（32）：4535 –4538.

[275] 李则. 温岭伤医：一场失效的备战 [J]. 中国医院院长，2013（22）：32 –34，14.

[276] 李淑英. 急诊科常见护理纠纷原因及防范对策 [J]. 中国医药指南，2013，11（18）：756 –757.

[277] 程和瀚，左阳，武平勤. 暴力伤医的原因分析与防范措施 [J]. 中医药管理杂志，2015，23（7）：9 –10.

[278] 成晓娇，杨小丽，孙亚梅，等. 基于"温岭杀医案"的医患关系暴力倾向现象多维探析 [J]. 中国全科医学，2014，17（19）：2273 –2276.

[279] 李敏. 恶性袭医事件中医院公共危机管理的新思考——以 2012 年连续发生的袭医事件为例 [J]. 理论月刊，2013（8）：108 –112.

[280] 何颂跃. 医疗纠纷与损害赔偿新释解 [M]. 北京：人民法院出版社，2002.

[281] 李玲，江宇. 如何解决暴力伤医问题 [J]. 决策探索（下半月），2014（6）：15 –16.

[282] 颜秋雨，王昱，谭德伟. 做好"新"文章　走活"一盘棋" [J]. 中国卫生，2012（5）：92 –93.

[283] 陈竺，张茅. 取消"以药补医"机制　深化公立医院改革 [J]. 求是，2012（9）：33 –35.

[284] 吴阳，陶四海，王喆华. 基于医疗保险视角的医患关系研究 [J]. 管理观察，2014（11）：179 –181.

[285] 杨于峰，余伟萍，田盼. 基于 SOM 神经网络的品牌丑闻微博传播分类预测研究 [J]. 情报杂志，2013，32（10）：23 –28，12.

[286] RUDY ARTHUR，CHRIS A. Boulton，Humphrey Shotton，Hywel T. P. Williams. Social sensing of floods in the UK [J]. PLOS ONE，2018，13（1）.

[287] BEAN H，LIU B F，MADDEN S，et al. Disaster Warnings in Your Pocket：How Audiences Interpret Mobile Alertsn for an Unfamiliar Hazard [J]. Journal of Contingencies & Crisis Management，2016，24（3）：136 –147.

[288] 王彦慈. 基于云计算的微博舆情流式快速自聚类方法研究 [J].

情报科学，2017，35（8）：23 - 27.

［289］李凌云，敖吉，乔治，等. 基于微博的安全事件实时监测框架研究［J］. 信息网络安全，2015（1）：16 - 23.

［290］裘江南，杨书宁，翟劼. 基于扫描统计量的微博中突发事件舆情动态监测方法［J］. 情报学报，2015，34（4）：414 - 423.

［291］孙飞显，程世辉，倪天林，等. 基于新浪微博的负面网络舆情监测研究——针对政府的负面网络舆情研究系列之一［J］. 情报杂志，2015，34（4）：81 - 84，115.

［292］刘续乐，何炎祥. 基于多特征的微博情感分析研究［J］. 计算机工程，2017，43（12）：160 - 164，172.

［293］徐建忠，朱俊，赵瑞，等. 基于 SVM 算法的航天微博情感分析［J］. 信息安全研究，2017，3（12）：1129 - 1133.

［294］KOHONEN T. An introduction to neural computing［J］. Neural Networks，1988，1（1）：3 - 16.

［295］杨柳，白钊，张婷. 基于 SOM 的我国民用机场分类研究［J］. 交通运输工程与信息学报，2015，13（1）：80 - 84.

［296］许逸凡，李杰，魏义涛. 基于 SOM 网络的机场天气聚类分析［J］. 数学的实践与认识，2016，46（17）：210 - 217.

［297］闵晶晶，邓长菊，曹晓钟，等. 强对流天气形势聚类分析中 SOM 方法应用［J］. 气象科技，2015，43（2）：244 - 249.

［298］高涛，丁伟东，张敏，等. 基于 SOM 聚类的典型车况和动力匹配分析与决策［J］. 科学技术与工程，2017，17（3）：109 - 113.

［299］徐静，王勃. 基于 SOM 神经网络的人力资源管理风险预警模型研究［J］. 电子设计工程，2015，23（18）：134 - 136.

［300］BOLLEN，JOHAN MAO，HUINA PEPE，ALBERTO. Modeling public mood and emotion：Twitter sentiment and socioeconomic phenomena［J］. ICWSM，2011，11：450 - 453.

［301］张晶，朱波，梁琳琳，等. 基于情绪因子的中文微博情绪识别与分类［J］. 北京大学学报（自然科学版），2014，50（1）：79 - 84.

［302］汤志伟，韩啸，闫翰楠. 公共危机情境下网络空间群体情绪差异的实证研究［J］. 电子政务，2015（5）：34 - 40.

［303］CHRISTOPHE V，RIMé B. Exposure to the social sharing of emotion：Emotional impact，listener responses and secondary social sharing［J］.

European Journal of Social Psychology, 1997, 27 (1): 37–54.

［304］CURCI A, BELLELLI G. Cognitive and social consequences of exposure to emotional narratives: Two studies on secondary social sharing of emotions ［J］. Cognition & Emotion, 2004, 18 (7): 881–900.

［305］LIU Y, YU X, AN A, et al. Riding the tide of sentiment change: sentiment analysis with evolving online reviews ［J］. World Wide Web – internet & Web Information Systems, 2013, 16 (4): 477–496.

［306］WANG C, XIAO Z, LIU Y, et al. SentiView: Sentiment Analysis and Visualization for Internet Popular Topics ［J］. IEEE Transactions on Human Machine Systems, 2013, 43 (6): 620–630.

［307］BU Z, WU Z A, CAO J, et al. Affective computing and game theory based prediction for online reviews ［J］. Acta Electronica Sinica, 2015, 43 (12): 2530–2535.

［308］潘嫦宝, 花菊香. 以伤医事件的网络舆情观社会心态 ［J］. 医学与哲学 (A), 2016, 37 (4): 41–44.

［309］张锐, 冯磊. 间断均衡理论视阈下的医疗暴力治理政策变迁审视 ［J］. 中国卫生政策研究, 2017, 10 (1): 14–20.

［310］刘瑜, 王君鳌. 从医疗纠纷处理方式分析暴力索赔的原因 ［J］. 中国卫生事业管理, 2007 (10): 683–684.

［311］齐晓霞. 医患纠纷 "激化" 的成因分析与法律应对——以三起暴力袭医事件为关切 ［J］. 求是学刊, 2020, 47 (1): 12–18.

［312］李宁鑫. 论扰乱医疗秩序行为的法律责任与防治对策 ［D］. 辽宁师范大学, 2014.

［313］吕群蓉. 论我国强制医疗责任保险制度的构建——以无过错补偿责任为分析进路 ［J］. 法学评论, 2014, 32 (4): 112–118.

［314］郭超群, 论我国医疗责任保险制度的构建 ［J］. 中南大学学报 (社会科学版), 2015, 21 (3): 65–71.

［315］博伊索特. 世纪前沿·知识资产: 在信息经济中赢得竞争优势 ［M］. 上海: 上海人民出版社, 2005.

［316］王青, 成颖, 巢乃鹏. 网络舆情监测及预警指标体系构建研究 ［J］. 图书情报工作, 2011, 55 (8): 54–57, 111.

［317］HOBFOLL, STEVAN E. Social and psychological resources and adaptation. ［J］. Review of General Psychology, 2002, 6 (4): 307–324.

［318］何跃，邓唯茹，张丹. 中文微博的情绪识别与分类研究［J］. 情报杂志，2014，33（2）：136 - 139，85.

［319］孙丽，余建华. 网络谣言的特征、成因与治理［J］. 电子政务，2014（4）：70 - 75.

［320］李仪，冯磊. 社交媒体环境下医患话语权的博弈及医方媒介策略——从"北医三院产妇事件"的网络信息传播切入［J］. 中国医院管理，2017，37（7）：51 - 53.

［321］陈昶，周燕. 利益相关者理论视角下"医闹"治理策略［J］. 中国卫生事业管理，2016，33（10）：746 - 748，791.

［322］邓朝华，任聪. 社交网络环境下医患关系影响因素研究——基于对医学生与普通大学生的调查分析［J］. 中国卫生事业管理，2017，34（4）：255 - 258.

［323］刘伶俐，文亚名. 网络舆论对医患关系的负面影响及应对［J］. 医学与哲学（A），2013，34（9）：54 - 56.

［324］罗桂华. 媒体失实报道对医患矛盾的影响［J］. 医学与社会，2016，29（4）：53 - 54，66.